高等教育医药类创新型系列规划教材

药理学实验

杨 俊 刘 琳 主编

侯雪芹 王 蕾 副主编

化学工业出版社

·北京·

内容简介

《药理学实验》全书共分为五章：第一章为药理学实验的基础知识；第二章为药理学实验的常用操作技术；第三章为药理学基础性实验；第四章为系统药理学实验；第五章为综合性与设计性实验。此外，附录包括 RM6240 生物信号采集处理系统、人与常用实验动物按体表面积折算的等效计量表、常用生理溶液的配制、常用实验动物的一般生理常数和统计软件在药理学实验中的应用。全书在强调基本实验技能的同时，更加注重药理学新的实验技术和方法的介绍和应用，体现了科学性、先进性和适用性。

《药理学实验》不仅可作为普通高等医药院校药学类专业本科生教材，亦可供医学其他相关专业学生参考使用。

图书在版编目（CIP）数据

药理学实验/杨俊，刘琳主编．—北京：化学工业出版社，2022.9（2025.2重印）

高等教育医药类创新型系列规划教材

ISBN 978-7-122-41738-1

Ⅰ．①药… Ⅱ．①杨…②刘… Ⅲ．①药理学-实验-高等学校-教材 Ⅳ．①R965.2

中国版本图书馆 CIP 数据核字（2022）第 105426 号

责任编辑：褚红喜 甘九林　　文字编辑：王聪聪 陈小滔

责任校对：宋 夏　　装帧设计：关 飞

出版发行：化学工业出版社（北京市东城区青年湖南街 13 号 邮政编码 100011）

印　　装：大厂回族自治县聚鑫印刷有限责任公司

787mm×1092mm 1/16 印张 8¼ 字数 202 千字 2025 年 2 月北京第 1 版第 4 次印刷

购书咨询：010-64518888　　售后服务：010-64518899

网　　址：http://www.cip.com.cn

凡购买本书，如有缺损质量问题，本社销售中心负责调换。

定　　价：29.80 元

《药理学实验》编写组

主　　　编：杨　俊　刘　琳

副　主　编：侯雪芹　王　蕾

参 编 人 员：侯雪芹（山东第一医科大学）

王　蕾（山东第一医科大学）

张　茹（哈尔滨商业大学）

尤　园（武汉生物工程学院）

杨　俊（武汉生物工程学院）

刘　琳（哈尔滨商业大学）

前 言

药理学是一门理论与实践相结合的连接医学与药学的桥梁学科，而药理学实验是其极为重要的组成部分。实验课的开展使学生们了解和掌握基础的药理学实验方法，验证和加深理解药理学的基本理论知识，并培养学生的基本实验操作技能和创新思维能力。

本教材共分五章：第一章为药理学实验的基础知识；第二章为药理学实验的常用操作技术；第三章为药理学基础性实验；第四章为系统药理学实验；第五章为综合性与设计性实验。此外，附录包括 RM6240 生物信号采集处理系统、人与常用实验动物按体表面积折算的等效计量表、常用生理溶液的配制、常用实验动物的一般生理常数和统计软件在药理学实验中的应用等。本教材在强调药理学基本实验技能的同时，注重药理学中新的实验技术和方法的介绍和应用，具有一定的科学性、先进性和适用性，为培养应用型医学及药学人才奠定基础。

本教材基于编者们多年的教学实践编写而成。鉴于各兄弟院校的教学对象、教学任务和实验教学条件的不同，使用者可根据具体情况选择本教材中的实验项目和内容开展实验教学。

本书在编写过程中得到了武汉生物工程学院、山东第一医科大学和哈尔滨商业大学等院校的大力支持，各编者付出了艰辛的劳动，在此一并表示衷心的感谢！同时感谢化学工业出版社的编辑对本教材出版给予的指导。

实验教学需要在实践中不断探索，书中难免有不尽完善之处。希望广大师生在使用过程中提出宝贵意见，以利于我们再版时修正和不断提高编写水平。

编者

2022 年 3 月

目录

第一章 药理学实验的基础知识

第一节　药理学实验研究的基本原则与要求

一、药理学实验研究的基本原则

药理学实验是作为医学、药学桥梁学科药理学的重要组成部分，通过选做经典的实验，使学生掌握药理学的基本研究方法和实验操作技能，增强对药物特性的观察能力，从而加强对药理学理论知识的理解。通过开展药理学实验，旨在实验过程中培养学生的独立操作和独立思考能力，以及分析问题和解决问题的能力。

药理学实验研究的基本原则包括：

1. 正确使用实验仪器设备

实验仪器和设备在实验前一般需进行检查和调试，发现有故障应及时向实验室管理人员报告，并进行登记和调换。使用贵重和精密仪器时需实验室管理人员进行使用指导，不可擅自调试。实验过程中需按规程正确使用各仪器设备。实验后需进行登记。

2. 遵循实验设计的基本原则

药理学实验是在整体动物、动物的离体器官或细胞上进行的科学研究。为了达到客观可靠的实验结果，应通过实验设计排除各种非处理因素如动物个体差异、实验条件或实验误差等对实验结果的影响。药理学实验需遵循的实验设计的三原则是随机原则、对照原则和重复原则。

（1）随机原则

随机是指对实验对象的实验分组和完成实验的顺序进行随机化处理。抽样时应该使每个实验对象都有相同的机会接受每种处理。随机性抽样应在实验对象具有一定背景（如性别、体重、年龄和遗传背景）均衡性的前提下进行，这样才能尽量减少性别、年龄等非处理因素对实验结果的影响，从而观察处理因素（如不同药物或不同浓度药物）所产生的效应差异。随机分组的方法包括完全随机分组、配对随机分组和随机区组等。

（2）对照原则

对照是指在实验中设立未给予处理因素的对照组。对照组实验对象的非处理因素如年龄、性别、体重、实验条件、实验方法和实验操作者均要求与实验组一致。此原则有助于消除非处理因素对实验结果的影响，从而正确判断处理因素对实验结果的影响。对照分为阴性对照、阳性对照和自身对照等。

（3）重复原则

重复性是指为了减少非处理因素所造成的实验偏差而在相同的实验条件下多次重复同一实验。重复性要求实验样本数（如动物个体数、器官个数）达到一定数量。样本数越大越能真实反映实验结果。重复性的另一含义是在相同实验条件（相同的实验仪器、操作者、实验对象和模型等）下实验结果能重现。使用不同实验动物进行实验时所需样本数不同。

3. 准备实验动物、药品及器械

根据实验项目和实验设计准备整体动物或器官、药品和实验器械等。应遵循节约原则，不得浪费。实验后应将可重复利用性器械洗净以备再次使用；实验后应对使用过的器材和药品等进行登记。

4. 维护实验室环境和实验人员的安全

实验过程中应注意安全，防止实验人员发生触电、烧伤、被实验动物咬伤和中毒事件。实验人员需穿实验服，实验操作时佩戴手套。实验完毕后，将存活动物放入指定动物笼中，将死亡动物放到指定位置；并做好实验室的卫生。离开实验室时，应确保关闭水电开关以及门窗。

二、药理学实验的要求

1. 实验前

（1）实验前做好预习，明确实验项目的实验目的、实验原理和实验方法。

（2）根据实验内容复习有关的解剖生理学和药理学的相关理论知识，并查阅相关文献预测实验结果。

（3）了解相关仪器的性能、原理和正确的操作方法。

2. 实验时

（1）认真听老师的讲解和指导，遵从老师的安排。

（2）实验人员分组后，明确组内各成员的实验任务，成员之间要密切合作。

（3）各小组在老师的指导下依实验步骤进行逐步操作，实验中应胆大心细、规范操作。

（4）实验中仔细观察实验现象，及时客观地记录实验结果；结合所学理论知识分析和判断实验结果。如有疑问可进行组内讨论或请教老师。

3. 实验后

（1）完成实验室的清理工作和安全维护工作。

（2）整理实验记录和结果，对数据进行分析比较和统计处理。

（3）反思实验过程，进一步理解该实验的原理和实验结果的意义。

（4）完成和上交实验报告。

第二节 实验动物的选择应用

一、实验动物概述

实验动物是指经人工培育，对其携带的微生物实行控制，遗传背景明确，来源清楚，可用于药学实验、药品和生物制品的生产及检定的动物。实验动物是医学、药学、生命科学研究的基础和重要支撑条件。

实验动物按照动物学的分类法，分为界、门、纲、目、科、属、种。种是动物学分类系统上的基本单位。同种动物能共同生活、交配、繁衍后代，异种动物之间存在生殖隔离。实验动物种下分品系。品系为实验动物学的专用名词，是人们根据不同的需要对动物采用近交繁殖定向培育而来，其来源明确，具有相似的外貌、独特的生物学特征和稳定的遗传特性，可用于不同实验目的，如C57BL/6J小鼠等。

二、常用实验动物的品种及生物学特性

生命科学研究中，最常用的实验动物品种为小鼠、大鼠、豚鼠、家兔、蛙与蟾蜍等。

1. 小鼠

小鼠性成熟期为1.2～1.7月，繁殖量大，饲养管理方便，实验资料丰富，是药理学实验中使用最多的实验动物。成年小鼠体重为0.02～0.03kg。小鼠适用于大样本实验，是药物筛选、药物半数致死量测定、肿瘤学研究、传染性疾病研究和避孕药物研究的首选动物。

常用的小鼠品系如下：

（1）昆明（KM）小鼠

白色，适应能力强，繁殖和育成率高。其被广泛用于药理学、毒理学、病毒学、微生物学的研究以及生物制品、药品的鉴定。

（2）NIH小鼠

白色，美国国立卫生研究院育成，繁殖力强，育成率高，雄性好斗。其广泛用于药理学、毒理学研究及生物制品的鉴定。

2. 大鼠

大鼠的使用量仅次于小鼠。其外貌与小鼠相似。成年大鼠体重为0.2～0.4kg。

常用大鼠品系如下：

（1）Wistar大鼠

性情较温顺，繁殖力强，抗病力强，适应性强，肿瘤自发率低。其广泛用于医药学、生物学、毒理学和营养学研究。

（2）SD（Sprague Dewley）大鼠

体型较大，发育快，对呼吸道疾病抵抗力较强，对性激素感受性高。可用于肾病研究等。

（3）SHR系大鼠

白化，为自发高血压大鼠，其血压常高于200mmHg，但未见肾上腺或原发性肾损害，

是筛选抗高血压药物的理想动物模型。

3. 豚鼠

豚鼠性情温顺，喜群居；对组织胺和结核杆菌敏感；常被作为哮喘、组织胺过敏和结核病模型以研究平喘药、抗组胺药及抗结核药物的作用，还可用于观察药物对平滑肌或离体心脏作用的实验。

4. 家兔

家兔性情温顺，易饲养。成兔体重2.0～3.5kg，繁殖力强。我国应用于研究的多为封闭群兔，常用的品系有日本大耳白兔（又名大耳白兔）、新西兰白兔等。日本大耳白兔原产于日本，系中国兔与日本兔杂交而成。其耳大而薄，血管清晰，便于取血和注射。家兔被广泛用于研究药物对中枢神经系统的作用、热原检查、体温实验和避孕药实验等。因以高胆固醇喂饲兔可引起典型的高胆固醇血症、动脉粥样硬化症、冠状动脉硬化症，故常作为心血管疾病相关研究的动物模型。

5. 蛙与蟾蜍

蛙与蟾蜍均属两栖纲动物。其价格低廉，易获得。由于进化较低其离体标本（如心脏、腓肠肌等）能在较长时间保持自律性和兴奋性，可用于研究药物对心脏、坐骨神经-腓肠肌和腹直肌的作用。蛙的肠系膜是观察炎症反应和微循环的良好标本。

三、实验动物的选择原则

实验动物的恰当选择是实验设计中的重要环节。为保证实验研究中使用最适宜的实验动物，选择实验动物时应考虑到以下几点：

① 尽量选用与人体结构、功能、代谢及疾病特征相似的动物；
② 尽量选用机体结构简单又能反映研究指标的动物；
③ 选用与实验要求和方法相一致的标准化动物；
④ 在保证实验结果的前提下尽量选用容易获得、成本低和最易饲养的实验动物。

第三节　实验动物的伦理与福利

实验动物的福利原则最早来源于1959年英国科学家William Russell和Rex Burch出版的*The Principles of Humane Experimental Technique*一书。在该书中提出了3R原则，即替代（replacement）、优化（refinement）和减少（reduction）。我国在1988年发布的《实验动物管理条例》及在2006年发布的《关于善待实验动物的指导性意见》是我国最早关于实验动物福利方面的文件。3R原则被广泛接受，并应用于热原试验、疫苗生产、生物制品测试等医疗领域。例如在脊髓灰质炎疫苗的毒力测试中废除用猴作实验材料，改用体外培养的细胞。

维护动物福利的3R原则中的“替代”的含义是指在动物实验中使用低等动物如微生物替代高等哺乳类动物，使用高等动物的离体细胞、组织、器官，或由生物领域的新技术如3D组织模型、微器官培养和组织芯片模型而产生的实验材料代替活体动物进行实验，最终获得与使用活体动物进行实验相近的实验结果。由于实验动物与人对很多药物的反应性不一致，单纯使用活体动物进行实验具有其局限性。使用各种器官组织模型在减少动物使用量和减少动物痛苦的同时，实验结果可能比整体动物模型更加接近于人体。但“替代”并不是完全代替。

我国于2013年成立了中国实验动物学会实验动物福利伦理专业委员会，于2018年发布了《实验动物福利伦理审查指南》。该指南规定了实验动物使用机构需成立实验动物福利伦理审查机构即伦理委员会。该伦理委员会的人员组成至少包括实验动物专家、实验动物医师、实验动物管理人员、使用动物的科研人员和公众代表。

实验动物福利伦理审查的主要原则包括：

① 必要性原则：动物的饲养、使用和伤害必须有充分的科学意义和必须实施的理由。

② 保护原则：对确有必要使用实验动物的项目，遵守3R原则。

③ 福利原则：尽可能保证动物在全生命周期包括运输中能更多地享有五项福利自由，保障实验动物的健康和快乐。

④ 利益平衡性原则：兼顾动物和人类利益，全面、客观地权衡利害。

与本课程有关的实验动物福利伦理审查内容包括：

① 动物来源：来源清楚、合法，动物都应有单独标识和集体标识。禁止使用流浪动物及濒危野生动物。

② 技术规程：动物的饲养管理、设施管理、各类动物实验操作包括仁慈终点的确定和安死术、实验环境的控制应有符合实验动物福利伦理质量标准、管理规定和规范性的操作规程。

③ 动物使用：3R的实施，科学保定、有效地麻醉、仁慈终点和安乐死。

第四节　实验数据的整理和报告的书写

一、实验数据的整理及实验结果的表示方法

药理学实验过程中应记录原始实验数据。药理学实验数据按照药物效应的性质可分为质反应资料（如死亡率、死亡例数）、量反应资料（如血压、血小板数量）和图像性资料（如心电图、脑电图）。实验结束后应对这些原始实验记录里的数据进行分析和整理，并以恰当的形式呈现实验结果。

1. 实验数据的整理

药理学实验的对象主要是整体动物和动物组织。为了判断引起实验组与对照组数据差异的原因是否为处理因素（如药物）而非实验对象的个体差异或实验操作误差等非处理因素，需要对实验结果进行统计学分析。统计学分析方法主要指差异的显著性检验。当统计结果显示两组数据的差异有显著意义时，说明其差异很可能是处理因素造成的；而当统计结果显示两组数据的差异不存在显著性时，不能确定其差异的来源是处理因素。质反应资料和量反应资料的显著性检验方法不同。

(1) 质反应资料的显著性检验方法

质反应资料又称为计数资料。由于在药物作用下每个观察对象所表现的现象只有质的差

别，所以实验只能获得该组实验动物在该药作用后出现某种现象的阳性率。对该类资料进行统计学处理时需注意：

① 当两组总例数≥40时，常用 χ^2 检验法进行对比；

② 当两组总例数<40，或数据中有0或1时，常用精确概率法进行对比；

③ 当实验对象接受两种不同处理方法时，用配对 χ^2 检验法进行对比；

④ 当有等级关系的多组数据进行比较时，用Ridit检验法或等级序值法。

(2) 量反应资料的显著性检验方法

量反应资料又称为计量资料，是对每个观察对象测量某项指标而得的数值。其所包含的信息远多于计数资料。对该类资料进行统计学处理时需注意：

① 当两组数据分布均无明显偏态时，用 t 检验进行数据的对比；

② 当多组数据分布均无明显偏态时，用方差分析法进行数据的比较；

③ 当某组数据分布有明显偏态时，多组数据用秩和检验或序值法进行对比。

2. 实验结果的表示方法

(1) 表格法和绘图法

为了将实验数据或统计学结果清晰地表现出来并方便阅读和分析，多数情况下可制作图表。表格法是将在实验中得到的数据以表格形式表现出来。通常采用三线表，要求表的布局合理，应有表题。一般把需观察的项目列在横表头（表的上方），将动物的组别列于纵表头（左侧），将实验结果由左至右逐行填写，不应有空格。绘图法是将实验结果绘制成柱状图、饼图或折线图。绘图法显示的实验结果比表格法更直观和形象。绘图时在坐标轴上需标出数值刻度及单位。图的下方应有图题。对于同一组实验数据或统计学结果不能同时用图和表表达，只能选择最能形象地反映实验结果的图或者表的形式。

(2) 图形法

图形法是指将实验中图像性资料结果经过编辑、裁剪和加标记等处理后而得到图形性的实验结果。图形法能较直观地反映实验的结果。

(3) 描述法

描述法是指对于不宜用图表表示的实验结果（如动物的精神状态、健康状态等）可以直接用文字表述。用该法时要注意所用语言的规范性和精练性。

二、实验报告的书写

书写实验报告是训练文字表达能力和综合分析能力的重要途径。实验报告要求结构完整、条理清晰、文字规范简洁、内容有科学性和逻辑性。

实验报告的格式要求如下。

(1) 实验题目

实验题目包括实验药物、实验动物和主要实验内容等。如“吗丁啉对小鼠胃排空作用的影响”等。

(2) 实验目的

实验目的应概括通过完成该实验而巩固的理论知识和所需达到的技能目标。

(3) 实验原理

实验原理概括实验设计的依据和思路。实验设计依据应该是经前人证明的药理学理论。

(4) 实验方法

实验方法包括实验操作的具体步骤。步骤描述要简明而清晰，使实验操作者能理解和重复。实验方法包括实验所用标本、实验分组、所用药物的给药途径和剂型及实验的观察指标等。

(5) 实验结果

实验结果是实验报告中最重要的部分。实验结果建立在真实的原始数据、图像和实验现象的基础之上。图像性资料应做好标记并粘贴于报告上作为实验结果的一部分；原始的质反应资料和量反应资料一般经过上述的整理后形成图表型实验结果。

(6) 实验结论

实验结论是基于本次所做出的实验结果而得出的判断。实验结论应与实验目的相对应，针对要验证的理论进行总结。结论部分用词应严谨而客观，不应包含在本实验中未获得证据的理论和推测。

(7) 讨论

实验后应联系药理学的理论知识对本次实验的现象和结果进行分析，并判断实验结果是否与某理论所预示的实验结果相一致。如果一致可简单描述已验证的理论及其意义；否则要重点分析出现非预期实验结果的可能原因，并提出解决问题的方法和注意事项。撰写讨论部分是培养独立思考和分析能力的重要环节。

第二章

药理学实验的常用操作技术

第一节　实验动物的喂养

实验动物的喂养管理既要满足实验动物的营养需要和生理需求，同时也应该贯穿于整个动物实验的过程中，从而提高动物实验结果的准确性、可靠性和重复性。

一、实验动物的营养

实验动物为了维持生命必须从体外摄取某些必要的物质，经过消化、吸收，合成机体成分，并将无用的代谢产物排泄到体外，这个生理过程即所谓的营养。实验动物主要通过摄取饲料获得营养。

1. 实验动物饲料中的养分

实验动物从体外以饲料的形式摄入的必需营养物质称之为养分或营养素。动物的营养素主要包括水、蛋白质、碳水化合物、脂肪、矿物质和维生素。

2. 营养素的作用

(1) 水的营养作用

水是动物体内各种器官、组织的重要组成成分，是饲料消化、营养物质吸收的载体。水一般占动物体重的70%以上，占血液的80%以上。水对动物体的正常物质代谢有特殊的作用，是动物不容忽视的营养要素之一。

(2) 蛋白质的营养作用

蛋白质是构成机体组织和细胞的重要成分，又是修复组织的必需物质，也可脱氨基作供能物质。饲料中的蛋白质必须分解成简单的氨基酸才能被吸收利用，转换成动物的蛋白质。蛋白质的营养价值高低取决于氨基酸的组成。不同饲料含有的必需氨基酸的比例不同，在饲养实践中通常将多种蛋白质混合搭配或添加部分必需氨基酸，通过氨基酸的互补作用提高蛋白质的营养价值，使其必需氨基酸的比例符合机体的需要。

(3) 碳水化合物的营养作用

碳水化合物由无氮浸出物和粗纤维两大类组成。无氮浸出物包括糖类和淀粉，除主要供动物所需的能量外，多余的部分可转化成脂肪和糖原贮存在机体内。粗纤维由纤维素、半纤维素和木质素三部分组成，纤维素经酵解，部分转变成挥发性脂肪酸被吸收，部分转变成二氧化碳和甲烷被排出。粗纤维是动物体内较难吸收的部分，尽管粗纤维的营养价值较低，它却是某些草食动物所不可缺少的饲料组成。

(4) 脂肪的营养作用

脂肪是构成实验动物组织的重要成分，如肌肉、神经、血液中均含有脂肪。其在维持细胞结构、功能中起重要作用。脂肪是供给动物能量的主要来源，也是储存能量的最好形式；饲料中的脂溶性维生素A、维生素D、维生素E、维生素K又必须溶解在脂肪中才能被动物消化、吸收、利用。脂肪包括饱和脂肪酸和不饱和脂肪酸。某些脂肪酸动物机体不能合成，但又是生长、发育必需的，称为必需脂肪酸，如亚麻酸、亚油酸和花生四烯酸。必需脂肪酸缺乏可导致生长发育缓慢停止、生殖能力下降、泌乳量减少、脱毛等。

(5) 矿物质的营养作用

饲料分析中的粗灰分即矿物质，已知有20余种矿物质元素对动物机体有重要作用，是构成机体组织、维持生理功能和生化代谢所必不可少的物质。矿物质元素按照其在实验动物机体内的含量可分为常量元素和微量元素。机体中含量高于0.01%的为常量元素，包括钙、磷、钠、钾、氯、镁与硫等；机体中含量低于0.01%的为微量元素，已确认维持正常生命活动不可缺少的必需微量元素有铜、钴、氟、铁、碘、锰、镍、锡、硅、硒、钼、钒和锌等。

(6) 维生素的营养作用

维生素既不参与机体组成也不提供能量，主要是动物进行正常机体代谢活动所必需的营养物质，属于小分子有机化合物，以辅酶或辅酶前体参与酶系统工作。实验动物对它们的需求量甚微，但其对控制和调节代谢的作用较大。除个别的维生素外，大多数维生素在动物机体内不能合成，必须以摄取饲料的形式或由肠道寄生细菌供给。

3. 实验动物营养需要

营养需要是指实验动物对能量、蛋白质、矿物质、维生素和其他营养素的基本日常需求。喂养标准是实验动物所需的一种或多种营养素在数量上的规定或描述。在实际应用中，喂养标准是饲料配方设计、配合饲料制作和饲料营养添加剂及动物采食量的调节等的重要依据，而营养需要也是饲料标准制定的基础。影响实验动物营养需要的因素很多，不仅受遗传因素影响而有明显的种间差异，还因性别、年龄、季节、生理状况及生产性能而不同。维持需要、生长需要和繁殖需要构成实验动物的营养需要。

二、实验过程中实验动物的喂养

实验过程中实验动物的喂养管理主要有普通动物实验过程中的喂养管理，清洁动物和无特定病原体（SPF）动物实验过程中的喂养管理，无菌动物和悉生动物实验过程中的喂养管理，外科手术动物实验过程中的喂养管理等内容。

1. 普通动物实验过程中的喂养管理

普通动物对环境设施的要求较低，并且在普通环境（即开放系统）中喂养。在实验过程中普通动物管理主要满足两个要求：①动物来源明确及背景资料清楚；②实验饲养环境应符合普通环境标准，对动物必须进行严格防疫管理。

在普通实验动物管理过程中，应注意以下几个方面。

(1) 动物的接收、健康检查和环境适应性观察

实验动物必须从持有实验动物生产许可证的单位购买，并附有实验动物质量合格证明。根据不同的实验目的和方法将新购入的实验动物放入标准化的普通动物实验室进行适应性观察。适应性观察时间随动物的品种及品系不同而异，通常为3～10天。

(2) 实验动物在实验期间的日常管理

① 饲养密度　实验中动物应尽可能单笼饲养，特别是对于大型动物和术后动物，以防止雌雄动物互相撕咬而影响动物实验的结果。

② 饲料供应　确保每只动物每天都有足够的饲料自由采食，但不要过多以免造成浪费。动物饲料的摄入量因品种而异，要满足每只动物每天的营养需求。

③ 饮水供应　每天检查饮水设施，防止管道堵塞或漏水，确保有足够的新自来水，水质达到城市饮用水的要求。如果不使用自动饮水机，则应根据需要提供足够的饮用水，并及时更换饮水瓶。特别是在夏季和运输过程中，应提供足够的饮用水，以防止脱水影响动物质量。

④ 粪便清洗　粪便每天应至少冲洗2次（如果是自动冲洗架，则每天应检查1次自动冲水运行情况）或视实际情况及时清理尿碱，室内地面每天清理、拖地1次。饲养室每周进行2次彻底的清洁和消毒，以保持清洁干燥的卫生环境。

⑤ 清洗消毒　实验结束后，饲养室应彻底清洗消毒。所有接触过死亡动物或有害实验的食具、饮水器具、笼子等都要单独清洗消毒，防止交叉感染。

⑥ 物品摆放　饲养室内的用具及物品应定位摆放，并确保室内卫生清洁、物品摆放整齐。

⑦ 实验记录　做好实验记录，主要包括每只实验动物的一般情况、采食量、排便及排尿情况和饲养室内的温度及湿度，每天向负责人汇报。动物死亡或出现明显异常时，立即向实验动物室负责人和实验负责人汇报，不得擅自处理。

2. 清洁动物和SPF动物实验过程的喂养管理

清洁动物和SPF动物都属于洁净级动物，应根据国家标准将其饲养在屏障环境中。屏障环境有整个实验室净化的屏障环境和通过实验设备达到局部净化要求的屏障环境两种。

(1) 清洁动物和SPF动物管理的基本要求

进入屏障设施的各类人员应严格遵循操作规程，应与进入SPF动物饲养室一样。应经过一更，淋浴，二更、穿无菌服，缓冲间，进入SPF动物屏障环境应按照固定路线。遵循清洁与污染彻底分离的原则，严格按照SPF动物实验室的操作规程进行实验操作。动物实验室废物按照固定路线打包后一并带出。维护SPF级动物屏障环境标准，实施SPF动物饲养操作规程。动物实验室的管理和环境控制不应低于同级别的实验动物饲养室，因为实验室中的动物和实验后的动物都需要加强环境控制和管理。

(2) 清洁动物和SPF动物的日常管理要求

① 动物来源　清洁动物和SPF动物主要是指实验大鼠、小鼠、仓鼠、家兔、豚鼠及少量犬。这些动物必须从有实验动物生产许可证的实验动物养殖单位购买。动物的包装及运输应符合清洁动物和SPF动物的要求，并要求保存相应等级的动物质量合格证备查。雌雄动物及不同实验、不同处理的实验动物应分开喂养；禁止不同种类及等级动物混养。

② 日常喂养管理　必须喂养在屏障环境中。实施清洁级和SPF级实验室操作规程。在进入屏障环境实验室时，需更换经过消毒的特制防护服、手套及口罩。所有与实验动物接触的物品应按照消毒规定进行消毒。饲料及饮用水必须进行消毒，消毒过程中损失的维生素及

其他营养物质应及时补充。遵循人流、物流、动物流的操作程序，按照不同品种实验动物饲养操作规程进行日常管理。应为动物提供足够的消毒饲料和饮用水。屏障环境中的各动物室根据自身结构和实际情况，在进行系统消毒防疫和清洁污染方面应完全分开，并按照标准化质量管理的原则进行日常动物实验室管理。

③ 记录　每天观察记录实验动物的精神状态、活动状态、皮毛质量、粪便特征、食欲及死亡数等。如有死亡，立即通知实验负责人和课题负责人查明死因，严禁私自处理动物尸体。实验结束后，通过特定通道送出动物实验饲养室，进行病理观察并详细记录。按时测量并记录动物饲养室的温度、湿度、气压、细菌数量及氨浓度。如发现异常及时汇报给实验室负责人并查明原因。

④ 特殊实验室要求　在正压屏障环境实验室内，不得进行大鼠、小鼠传染病和人畜共患病的病原体实验研究，而应在 P 级动物实验室进行。如进行放射性核素等处理，应有防护措施。药理毒理实验和药物代谢实验中，动物要采用笼养，使动物与排泄物分开，利于动物卫生防疫。

3. 无菌动物和悉生动物实验过程中的喂养管理

无菌动物和悉生动物都源于剖宫产，是利用子宫的天然屏障功能获得的动物，因此对实验管理的要求极其严格。严格按要求饲养于隔离的环境中，操作和喂养都极其困难，通常只适用于易于控制的小型实验动物，如小鼠、大鼠及豚鼠等，其喂养和实验必须在无菌隔离室中完成。饲料、垃圾、饮用水、垫料、各种器具必须严格消毒，然后按照标准程序传入隔离器。无菌动物的运输及传递过程难度较大，大多是在同一环境中进行繁殖及实验，或者通过两个隔离器（饲养隔离器和动物实验隔离器）进行传递。喂养和更换垫料的频率取决于实际需要，原则是确保动物舒适和符合国家标准。无菌动物运输应配备专用运输隔离器，在进行无菌动物实验时，应定期检查动物和环境的无菌情况，并将检测结果保存记录于实验报告中。

无菌动物实验记录与 SPF 动物实验记录基本一致，每次实验结束后应对隔离器及动物实验环境进行彻底消毒，及时更换隔离器的高效过滤器，并通过验漏检查隔离器及高效过滤器的密封情况。

4. 外科手术动物实验过程中的喂养管理

生物医学的研究往往使用动物模型作为临床试验和假设的基础。人类各种疾病的发生及发展机制非常复杂，为研究人类疾病的发病机制及治疗效果，不能也不应该直接对患者进行研究，而应该依靠对各种动物疾病和生命现象的研究，并将其推广应用于人类，进而探索人类生命的奥秘，控制人类疾病和衰老，延长人类的寿命。

外科手术模型也属于诱导性或实验性动物模型，一般是通过人为地用外科手术方法对动物组织、器官或全身造成一定的损伤，呈现出一些类似人类疾病的功能性、代谢性或形态结构方面的病变，即人为使动物产生类似于人类疾病的模型，并将其应用于药理学、行为学、组织及器官功能学等方面的研究。虽然手术方法可以在短时间内复制出大量的动物模型，但它们在某些方面不同于自然发生的疾病模型，具有一定的局限性。研究人员在使用时应进行对比分析，以便于更方便有效地了解人类疾病的发生发展规律，制定防治措施。

手术是复制外科疾病模型的重要手段，但在手术后，实验动物的机体受到不同程度的外界刺激和损害，导致动物机体的生理功能紊乱，削弱了动物机体的防御能力和对手术的耐受力，如果管理不当，实验结果可能会因动物意外死亡而受到严重影响。除此之外，可能会导致动物受试部位发生不利于实验目的的变化。因此，加强动物实验后的管理是非常重要的。管理工作的有效性直接关系到实验的成败，因此围手术期的护理至关重要。

围手术期（perioperative period）包括手术前期、手术期及手术后期三个阶段，每个阶段都有各自不同的护理内容。手术前期是指从决定动物要接受手术到动物被送上手术台；手术期是指从动物被送到手术台到动物术后被送到动物实验室（观察室）；手术后期是指动物被送回动物实验室（观察室）到动物康复。

围手术期护理宗旨是加强动物从术前到术后整个过程的护理，经过综合的评估，充分做好手术准备，采取有效措施维持机体功能，提高手术安全性，减少术后并发症，确保动物尽快康复。

(1) 外科手术前动物的护理

手术成功的重要条件是完善的术前准备。手术前护理（preoperative nursing care）的重点是在综合评估的基础上进行必要的术前准备，必须要考虑年龄、机体状况、饮食及休息因素对手术效果的影响，提高动物对手术和麻醉的耐受力，最大限度减少手术风险。

① 年龄：新生动物和幼年动物的耐受性差，手术危险性大，手术时容易发生误吸、呼吸道阻塞、药物和体液过多等情况。老年动物器官衰竭、代谢调控和组织愈合能力差，并常伴有心血管疾病等，易发生代谢紊乱、休克和切口愈合不良，应选择健康强壮的成年动物进行手术造模。

② 机体状况：通过必要的实验室检查及外观检查评估生命体征和主要特征；了解主要内脏器官的功能，如心力衰竭、肺（肝、肾）功能障碍、营养不良、肥胖、缺水、电解质失衡等高危因素，评估手术的安全性。

③ 饮食和休息：术前准备期间应根据手术类型、方法、部位和范围，加强饮食管理，帮助动物摄入高营养、易消化的饲料，避免过多的体力消耗。

(2) 外科手术后动物的护理

手术创伤引起动物防御能力下降，术后禁食、切口疼痛及应激反应加重了动物的生理和心理的负担，不仅影响伤口愈合和康复的过程，还可导致多种并发症。发热是动物手术后最常见的症状，由于手术创伤反应，手术后动物体温可略有升高，范围在 0.5～1℃，一般不超过 38℃时称为外科手术热，于术后 1～2 天体温逐渐恢复正常。若术后 24h 内出现高热（>39℃），常出现代谢或内分泌异常、低血压、肺不张及输血反应等。若术后 3～6 天发热或体温降至正常后再次发热，要警惕继发性感染的可能性。对于发热动物，除了使用退热药或物理降温对症治疗外，还应结合实验室检查，查找原因并采取针对性治疗措施。术后早期恶心呕吐往往是麻醉反应引起的，待麻醉消失后会自然停止。如果腹部手术后反复呕吐，可能是急性胃扩张或肠梗阻。若持续呕吐，应找出原因并进行相应处理。有些动物应该服用镇静剂和止吐药来缓解症状。术后早期腹胀往往是因胃肠运动受抑制，无法排出肠腔内积聚的气体所致。随着胃肠功能的恢复，肛门排气后症状得到缓解。术后数天如无肛门排气、明显腹胀或肠梗阻等症状，应进一步检查和处理。

术后护理的重点是依据动物的手术情况确定护理方案，进行有效的术后监测，可预测的实施护理措施，尽可能减轻动物的痛苦和不适，预防并发症，并特别注意保温护理，随时观察动物的身体状况，促使动物尽快康复。

动物的术后护理应注意以下的内容。

① 人工喂食与喂水：术后动物身体虚弱，工作人员需要人工喂水及喂食来弥补动物手术后无法进食及进水的情况。其优点是可以保护动物在术后恢复过程中得到连续监测，同时

还可以防止仅使用自动饮水和自动喂食装置而出现的营养不良现象。

② 辅助加温：根据不同类型的动物实验、动物种类、预计恢复时间以及动物的生理状况，进行辅助加温。动物术后应避免高温、烧伤以及穿堂风侵袭等情况。

③ 呼吸畅通：在实验后的早期恢复阶段，通常采用气管插管，以保证动物术后呼吸顺畅。大型动物应使用人工呼吸器等通气辅助设备，尤其是在进行胸腔手术后。

④ 及时补液：大型实验动物（如犬），在手术过程中和术后根据需要补充体液。通常建议通过静脉途径补充液体；对于小型动物则需要使用其他一些途径。动物的手术成功取决于在手术期间和术后能否保持良好的体液平衡。为了成功地管理体液缺乏的动物，只需要简单地评估健康动物和患病动物之间体液的体积、组成和分布等情况，然后立即开始水、酸碱平衡和电解质的治疗。

动物术后护理除注意上述事项，还应从下列几个方面监测、记录。

① 生命体征：评估动物在返回动物室（观察室）时的意识、血压、脉搏、呼吸等情况。

② 切口情况：了解切口部位及包扎情况。

③ 引流管/引流物：了解引流管的种类、数量、引流位置及引流液性状，特别注意胃管引流液的量和性状，以及导尿管引流尿的量和色泽。

④ 麻醉苏醒：苏醒前后注意保温，并特别护理，禁止喂食及喂水。

⑤ 监护：手术后 24h 应密切关注动物体温、呼吸及心血管体征的变化。如发现异常，应尽快查明原因。

⑥ 术后并发症：注意早期休克、出血、窒息等严重并发症。

⑦ 肢体功能：了解感觉知觉、肢体活动及体温的恢复情况。

⑧ 辅助检查：了解手术后血常规及生化检查结果，特别注意血清电解质水平变化。

5. 实验动物指标的检查

在动物实验过程中，实验指标的检查非常重要，主要包括一般检查、血液检查、尿液检查、病理检查等。

(1) 一般检查

一般检查内容包括外观体征及行为活动，如精神状态、活动状态、皮毛质量、粪便特征、进食量以及体重变化等。对大型动物的观察内容还应包括瞳孔、肛温、呕吐腹泻、尿液、皮肤黏膜、异常分泌物（眼、鼻、外阴部）以及叫声等情况。一些简单的指标，如体重，被认为是反映机体整体情况最灵敏的指标。在通常情况下，饲料摄入量的变化与体重的变化一致，表现较早，反应较灵敏。因此，应该在实验中仔细称重并记录饲料摄入量。消化系统和运动系统的反应也可以通过一般观察发现。这些变化在大型动物身上很容易发现，而小动物则需要特殊细致的检查。

(2) 血液检查

① 血液学指标：一般检测红细胞或网织红细胞数量、血红蛋白、白细胞总数及分类、血小板计数、凝血时间等。在特殊要求下，可检查动物胸椎骨髓影像。在检查血液学指标时，网织红细胞的计数不容忽视。网织红细胞计数是一个非常灵敏的指标，计数下降表明造血功能紊乱，计数增加表明溶血。

② 血液生化指标：血液生化指标较易受采血方法影响，一般检查谷草转氨酶（AST 或 SGOT）、谷丙转氨酶（ALT 或 SGPT）、碱性磷酸酶（ALP 或 AKP）、尿素氮（BUN）、总蛋白（TP）、白蛋白（ALB）、血糖（LU）、总胆红素（TBIL）、肌酐（CR）、总胆固醇（TCHO）等。

(3) 尿液检查

尿液常规检查包括 24h 尿量、颜色、pH、尿糖及尿蛋白。镜检包括管型、WBC、RBC。一般将大鼠置于代谢笼中收集尿液。不可将饲料、粪便混入尿液。应保持室内温度适宜，防止寒冷造成动物功能性蛋白尿。

(4) 病理检查

① 系统尸检：应全面、细致，为组织学检查提供依据。肉眼可见异常应详细记录。必要时可拍摄留片，和病理切片相对照分析。若见肿块应记录发生部位、大小、质地、有无包膜、色泽、是否属于该动物品系自发性肿瘤、发生例数等。若尸检发现腹水，可抽取腹水检验，再结合生化等其他指标，综合评价该现象。

② 脏器系数：解剖后取出心、肝、脾、肺、肾、肾上腺、甲状腺、胸腺、睾丸、子宫、脑和前列腺称重，计算脏器系数。取出以上脏器时，脏器应放在生理盐水药棉上，以防干燥。

③ 组织学检查：对照组和高剂量组动物及尸检异常者要详细检查，其他剂量组在高剂量组有异常时才进行组织学检查。检查器官有心、肝、脾、肺、肾、肾上腺、胰腺、胃、十二指肠、回肠、结肠、垂体、前列腺、脊髓、胸骨（骨和骨髓）、淋巴结、膀胱、甲状腺、胸腺、睾丸（连附睾）、子宫（连及卵巢）和视神经。

第二节　实验动物的捉拿与固定

实验动物的捉拿和固定是动物实验操作技术中最基本、最简单而又很重要的一项基本功。

动物一般都是害怕陌生人接触其身体的，因此出于本能对于非条件性的刺激会进行防御性反抗。在操作过程中应保证实验人员的安全，防止动物意外性损伤，禁止对动物采取粗暴动作。捉拿的动作力求准确、迅速、熟练，力求在动物感到不安之前捉拿好动物。

一、小鼠的捉拿与固定

首先从鼠笼盒内将小鼠尾部捉住并提起，放在笼盖（或表面粗糙的物体）上。小鼠此时会本能地向前移动。用右手轻轻向后拉鼠尾，用左手拇指和食指抓住两耳和颈部皮肤，无名指、小指和手掌心夹住背部皮肤和尾部，捉起，并调整好动物在手中的姿势。动作熟练者或手较小的操作者也可以采用单手操作，即用无名指和小指夹住鼠尾，反手以拇指和食指捉住小鼠。这类捉拿方法多用于灌胃以及肌内、腹腔和皮下注射等。

小鼠固定时可呈仰卧位（必要时先进行麻醉），用橡皮筋将小鼠固定在小鼠实验板上。在进行尾部采血时，可将小鼠置于固定架内，让小鼠自然进入，固定好固定架的封口。

二、大鼠的捉拿与固定

大鼠的攻击性较强，因此在捉拿过程中需要戴好防护手套。在捉拿过程中可采用与小鼠相同的捉拿方法，但不能直接捉提尾尖。同时还可以采用另一种方式捉拿大鼠。捉拿时从鼠笼盒内将大鼠尾部捉住并提起，放在笼盖（或表面粗糙的物体）上，左手虎口张开，从大鼠背肩部迅速按压住大鼠，其余三指及掌心握住大鼠身体中段，并将其保持仰卧位，使大鼠两个前肢交叉置于胸前，固定不动。

大鼠固定时可将麻醉的大鼠置于大鼠实验板上（仰卧位），用橡皮筋固定好四肢（也可用棉线），为防止苏醒时咬伤人和便于颈部实验操作，应用棉线将大鼠两上门齿固定于实验板上。

三、豚鼠的捉拿与固定

豚鼠胆小易惊，捉取时必须稳、准、迅速。先用手掌扣住鼠背，抓住其肩胛上方，将手张开，用手指环握颈部，另一只手托住其臀部，即可轻轻提起、固定。

四、家兔的捉拿与固定

家兔的耳缘静脉常常用作采血、静脉注射等，所以家兔的两耳应尽量保持不受损伤。在捉拿过程中，一只手抓住兔的颈部皮毛，将兔提起，用另一只手托其臀，或用手抓住背部皮肤提起，麻醉后固定家兔于操作台上。

第三节　实验动物被毛的去除方法

在动物实验过程中，有时需将实验动物被毛去除，以利于操作。常用去除方法有剪毛法、拔毛法、剃毛法、脱毛剂脱毛法等。

一、剪毛法

剪毛法是急性实验中最常用的方法。将动物固定后，用剪毛剪紧贴动物皮肤依次将所需部位的被毛剪去。可先粗略剪，然后再细剪。剪毛时不宜用手提着皮毛剪，否则易剪破皮肤。剪下的毛应放入固定的容器内，为避免毛到处乱飞，剪毛部位事先可用纱布蘸生理盐水予以湿润。

二、拔毛法

拔毛法简单实用，一般在大、小鼠或家兔静脉和后肢皮下静脉注射、取血时常用。将动物固定后，用拇指、食指将所需部位拔去。涂上一层凡士林，可更清楚地显示血管。

三、剃毛法

剃毛法是用剃毛刀剃去动物被毛的方法。如动物被毛较长，可先用剃毛刀将其剪短，再用刷子蘸温肥皂水将剃毛部位浸透，然后再用剃毛刀除毛。

四、脱毛剂脱毛法

采用化学脱毛剂将动物被毛脱去。此种方法常用于大动物无菌手术，观察动物局部血液循环或其他各种病理变化时。

常用脱毛剂配制处方有：

① 硫化钠 3 份、肥皂粉 1 份、淀粉 7 份，加水混匀，调成糊状软膏。

② 硫化钠 8g、淀粉 7g、糖 4g、甘油 5g、硼砂 1g、水 75g，共 100g，调成稀糊状。

③ 硫化钠 8g 溶于 100mL 水内，配成 8%的硫化钠水溶液。

④ 硫化碱 10g（染料，可用于染布）、生石灰（普通的）15g，加水至 100mL，溶解后即可用。

上述 1～3 种配方对家兔、大鼠、小鼠等小动物脱毛效果较好。

第 4 种配方对狗等大动物的脱毛效果较好。具体操作方法是：将狗固定在一个凹形木制固定架上，实验者戴上胶皮耐酸厚手套，用纱布蘸脱毛剂涂在需脱毛的部位，使狗毛湿透，等 2～3min 狗毛呈黏糊状时，迅速用自来水将脱下的被毛冲洗干净，此时可见脱毛部位被毛脱得十分干净，皮肤不充血。采用此方法时，脱毛部位被毛在脱毛前一定不要用水洗，避免因水洗后，脱毛剂渗透入皮毛里，刺激皮肤，造成皮肤炎症等变化。

第四节 实验动物的给药方法

在进行动物实验时，通常需要将药物注射到动物体内，以观察药物引起的机体功能、代谢和形态的变化。给药的途径和方法应依据实验目的要求、实验动物的种类及药物的剂型来决定。

一、给药的途径及方法

动物实验中常用的给药途径和方法有注射给药、消化道给药及局部给药等。详述如下。

1. 注射给药

注射给药是常用的给药方式，主要有静脉注射、腹腔注射、肌内注射、皮下注射及皮内注射等。

（1）静脉注射

大鼠和小鼠通常使用尾静脉注射；豚鼠常常使用前肢皮下注射；家兔多采用耳缘静脉注射，因其耳外缘静脉表浅且容易固定；犬多采用前肢内侧皮下静脉注射或后肢隐静脉注射。若出现需要反复注射的情况时，注射部位应尽可能从血管的远心端开始，然后往近心端方向移动。

（2）腹腔注射

注射啮齿类动物时，可将动物置于头朝下的体位，将内脏移到上腹部。如果家兔为实验动物时，注射部位在下腹部白线旁 1cm 处。将动物固定，在左或右侧腹部将针头刺入皮下，沿皮下向前推入 0.5cm，在使针头与皮肤呈 45°方向穿过腹腔刺入腹腔，此时有落空感，回抽观察若无肠液、尿液后，可缓缓注入药液。

（3）肌内注射

肌内注射部位常常选取肌肉发育良好及没有大血管通过的位置，在进行注射时，针头须快速垂直刺入肌肉，若无明显回血现象，可以进行注射。

（4）皮下注射

在进行皮下注射时，须用左手拇指和食指轻轻捏起动物皮肤，右手握住注射器，然后将注射针头刺入皮下，如果针头易于转动则说明针已经在皮肤下，此时即可推入药液。拔出针头时，须注意轻压针孔片刻，为防止药液漏出。皮下注射通常选取小鼠背部，大鼠一般选取背部或下腹部，豚鼠一般选取皮下脂肪分布较少的大腿内侧、背部及肩部等部位，家兔选取部位在背部或耳根部，猫、犬一般选取大腿外侧。

(5) 皮内注射

在进行皮内注射时，须将注射部位的被毛用弯头剪刀剪掉，同时进行局部消毒后，用皮试针头与皮肤表面呈30°刺入皮下，同时向上挑起并在稍微刺入后立即注射。由于注射期间会感到很大阻力，此时会发现皮肤表面鼓起一个“小丘”。

2. 消化道给药

消化道给药也是实验中常用的给药方式，主要包括口服给药、十二指肠给药、直肠给药等。

(1) 口服给药

① 拌入饲料或饮用水中　可以将药物研磨成粉末后拌入饲料或溶解于饮用水中让动物自由摄入。该给药方法优点为易于操作，排除对动物的人为干扰因素，但同时无法判断每只动物摄入药物的剂量。动物疾病防治或与食物有关的人类疾病动物模型多采用此方法给药。

② 灌胃给药法　在进行急性实验时，常用灌胃法。该方法能准确计算给药剂量。灌胃法是将给予动物的药液通过灌胃器灌送到动物的胃中。灌胃器由特殊的灌胃针和注射器组成。小鼠灌胃针长度为4～5cm，直径为1mm；大鼠灌胃针的长度为6～8cm，直径为1.2mm。灌胃针的尖头部位焊有一个圆的、中空的金属小球，目的是防止在刺入气管或进入消化道时引起损伤。针头的金属小球端须有20°左右的弯转角度，以适应口腔和食道的弯度。

a. 啮齿类灌胃法：用徒手法固定鼠，将动物的身体固定成垂直体位或使其略微向后仰，右手拿灌胃器，灌胃针从口腔的位置插入，压迫鼠的头部使口腔与食道呈一条直线，将灌胃针沿上颚慢慢插入食道，使灌胃针的前端达到膈肌的层次，以防止插入气管，可回抽注射器观察，若无空气被抽回此时可立即注射药液。通常灌胃针插入小鼠食道的距离为2～3cm，大鼠或豚鼠的距离为3～5cm。

b. 犬、家兔、猫的灌胃法：在对犬、家兔和猫等动物进行灌胃时，首先必须将动物固定住，将开口器放置于动物口中固定，抵住舌头，并将灌胃管从开口器的小孔缓慢插入动物口中，同时沿着上颚匀速插入食道，此时可将灌胃管的另一端插入水中，若出现气泡，则证明灌胃管误插入进气管，须立即拔出重新插入。灌胃管插好后，连接注射器缓慢注射药液。采用此方法灌胃结束后，需先将灌胃管拔出，再取出开口器，单次最大灌胃量家兔为80～140mL，犬为200～500mL。

(2) 十二指肠给药

十二指肠给药一般适用于家兔、犬等动物。主要用于安全药理实验中或进行开腹后给药实验中。对动物进行麻醉后，需在动物胸骨下腹中间的位置开一小口，将药液注射到十二指肠即可。

(3) 直肠给药

家兔多采用此方法进行给药。家兔在进行直肠给药时，需要将与注射器连接的胶皮管插入深度7～9cm处时可进行药液注入，同时栓剂可直接插入直肠内进行给药。雌性动物须注意切勿插入进阴道里。

3. 局部给药

为评估药物或毒物的皮肤吸收情况、局部效应、致敏性和光感作用等，有必要采取经皮肤给药的途径。实验对象多使用家兔及豚鼠，将其背部一定面积的皮肤除去被毛后，将药物均匀地涂抹在皮肤上，给药经过一段时间后，观察药物通过皮肤吸收的反应。

(1) 脑内给药法

实验动物进行与微生物或疫苗有关的实验时多采用此方法。在啮齿类动物给药中，大多从鼠正中额叶部刺入脑内将药物注射。在对家兔、犬、猴等大型动物进行脑内注射时，为避免引起颅内压的升高，须缓慢匀速注入；同时为防止药液的溢出，注射后一定要缓慢拔针。

(2) 关节腔内给药法

家兔常采用关节腔内给药法；当注射针头刺入关节腔时，会有刺破薄膜的感觉，此时表明已进入膝关节腔的位置，可推入药液。

(3) 阴道给药法

给药方法与家兔的直肠给药相同，但此方法适宜雌性家兔给药。

(4) 眼内给药

由于家兔的眼部结构与人眼结构相似，因此在进行眼部刺激性实验时多采用家兔作为实验对象。在实验期间家兔的一侧眼睛滴入 0.1mL 的药液或涂抹 0.1g 的膏状药物，另一侧作为对照进行比对。观察给药后药物对角膜、虹膜、结膜的刺激性反应。

4. 呼吸道给药

使用粉尘或喷雾类药物，或进行微生物感染动物实验时，需要经过气溶胶感染的方式进行时，都需采用动物呼吸道给药。鼻腔内给药及气管内给药是呼吸道给药的常用方式。在病毒感染实验中，必须使用特殊用的气溶胶发生器，便于更好地控制给药的时间和给药的速率。

二、给药剂量

同一种动物，不同的给药途径，给药的剂量不同；同一种药物，不同品种的动物，单次给药的耐受剂量不同。灌胃法给药剂量过多容易引起胃扩张，对动物的摄食造成影响。静脉注射给药剂量过大时容易引起肺水肿及心力衰竭。通常情况，小鼠灌胃剂量按照 0.1mL 每 10g 体重，最大耐受剂量为 1mL/只，静脉注射给药最大耐受剂量为 0.6mL/只；犬灌胃给药最大耐受剂量约 500mL/只，静脉注射给药最大耐受剂量约为 100mL/只。

给药剂量的大小决定了某种药物对动物机体的作用。若给药剂量太低，则效果不明显；若给药剂量过高，则发挥药效的同时会引起动物药物中毒，甚至导致死亡。人和动物对同一药物的耐受性不同。一般而言，与人相比，动物的耐受性更大，即单位重量的动物的给药剂量大于人的剂量。实验动物的给药剂量通常根据体重（mg/kg 或 g/kg）计算，中药粗制剂的给药剂量一般根据生药量计算。若明确动物在实验中的用药量，应考虑以下几个方面。

① 化学药物的给药剂量可参考化学结构类似的已知药物，尤其是具有相似的化学结构和功能的药物给药剂量。

② 依据人临床上的拟用药量折算动物的给药量。根据计算出的给药量，增大剂量范围进行摸索。

③ 根据此药物应用于其他动物时的给药剂量进行折算。

④ 应考虑不同动物的种类、年龄及性别的影响。啮齿类动物的用药量大于非啮齿类，成年动物的用药量大于幼年动物。

⑤ 不同给药途径对药物的吸收速率不同，按照吸收速率快慢依次为静脉注射、呼吸道给药、腹腔注射、肌内注射、皮下注射、皮内注射、口服、贴皮。药物在机体的过程就是药

物在机体的吸收、分布、代谢及排泄的过程，其在机体内量或浓度的变化都是随时间而变的。药物在体内的过程由于给药种类不同、给药方式不同、动物种类不同等都会引起差异。在动物实验中，明确给药剂量前，都应进行实验的摸索，可对一部分动物进行短期的实验进而确定给药剂量，可大大节约人力、财力及时间，起到事半功倍的作用。

第五节　实验动物的麻醉

麻醉（anesthesia）是利用药物或其他手段使动物整体或局部短暂的失去知觉，使其可在无痛状态下实施手术治疗。麻醉是为了消除实验进行中动物的疼痛和紧张感，安定动物，保证实验动物的安全，确保动物服从实验操作，保障实验顺利进行。

镇痛（acesodyne）可减轻或消除疼痛，属于麻醉的一部分，也属于机体对伤害性刺激反应的一部分，是麻醉必不可少的辅助手段，镇痛时大部分动物的意识仍然存在。

一、常用麻醉方法

常用的麻醉方法有全身麻醉和局部麻醉。

1. 全身麻醉

麻醉药物经呼吸道吸入或静脉、肌内注入，造成中枢抑制，出现意识消失、疼痛消失、肌肉松弛和反射抑制等现象，称为全身麻醉。该方法的特点是中枢抑制程度与血药浓度密切相关，在麻醉药物由体内排出或在体内代谢后，动物缓慢清醒不产生后遗症。

（1）吸入麻醉法

麻醉药物以气体的形式由呼吸道吸入而产生麻醉作用，该方法称为吸入麻醉，常用的吸入麻醉药为异氟烷。该方法对大部分动物有较好的麻醉作用，其优点是能较容易地调节麻醉的深度和快速地终止麻醉。

（2）注射麻醉法

注射麻醉法包含肌内注射、腹腔注射和静脉注射。非挥发性麻醉药物和中药麻醉剂均可通过腹腔注射和静脉注射的方式进行给药，该方法操作简单，是实验室最常用的方法之一。大鼠、小鼠和豚鼠多采用腹腔注射麻醉，较大的实验动物如兔、狗等多采用静脉注射麻醉。常见的可用于注射麻醉的药物有戊巴比妥钠、硫喷妥钠、氨基甲酸乙酯等。当麻醉兴奋期出现时，动物挣扎不安，为避免注射针脱落，常采用吸入麻醉法对动物进行诱导，等到动物镇静后再采用腹腔或静脉穿刺给药进行麻醉。开始注射麻醉药时，首先注射麻醉药物总量的2/3，注意监测动物生命体征的变化，假设已达到需要的麻醉程度，剩余麻醉药物则不用，避免麻醉程度太深引起延脑呼吸中枢抑制导致动物死亡。

2. 局部麻醉

用局部麻醉药物阻碍周围神经末梢或神经干、神经节、神经丛的冲动传导，形成局部性的麻醉区，该方法称为局部麻醉。其特点是实验动物始终清醒，药物对重要器官影响微弱，并发症少，是较为安全的一种麻醉方法，适宜大中型动物各类非长时间的、局部的实验。局部麻醉操作方法良多，包括表面麻醉、局部浸润麻醉、区域阻滞麻醉以及神经干（丛）阻滞麻醉。

二、常用麻醉药物和镇痛药的种类和剂量

麻醉剂通常可细分为麻醉药与镇痛药。

1. 麻醉药

(1) 按作用部位分

① 局部麻醉药：其通过阻断神经冲动的传导从而产生局部麻醉作用，大多用于神经阻滞疗法。

普鲁卡因（Procaine）是一种无刺激性的局麻药，毒副作用小，起效迅速，在注射后的1～3min内就能产生麻醉作用，并可保持30～45min。它常用于局部浸润麻醉。

利多卡因（Lidocaine）弥散性好，起效迅速，组织穿透性强，其效力和穿透力是普鲁卡因的2倍，利多卡因作用时间也相对较长。

丁卡因（Tetracaine）的化学结构与普鲁卡因类似，可穿透黏膜，起效快，1～3min产生效果，并维持60～90min。其局麻效果是普鲁卡因的10倍，但吸收后的毒副作用也随之加强。

② 全身麻醉药：通常通过中枢抑制造成麻醉，常用以下几种。

苯巴比妥钠（Phenobarbital Sodium）作用时间长，使用简便，普通麻醉剂量对于动物呼吸、血压及其他功能几乎无影响。往往在实验前0.5～1h使用。

戊巴比妥钠（Pentobarbital）的麻醉时间较短，一次给药的有效时间可持续2～4h，非常符合一般使用需求。给药后对动物循环系统和呼吸系统没有明显的抑制作用。若有需要可升温溶解，配制好的药液在常温下放置1～2月，药效仍然存在。静脉注射或腹腔注射后使动物能迅速进入麻醉状态。

硫喷妥钠（Thiopental Sodium）的水溶液不稳定，因此需要现用现配。该药用作静脉注射时，药液可迅速进入脑组织，因此起效快，使动物很快进入麻醉状态。然而，动物苏醒也十分快，一次给药的麻醉时间只能保持0.5～1h。在时间较长的实验中，可多次注射，确保一定的麻醉深度。该药无胃肠道副作用，但有一定的呼吸抑制作用，由于该药对交感神经的抑制比对副交感神经的抑制强，通常会出现喉头痉挛的现象，所以必须缓慢注射。

巴比妥钠（Barbital Sodium）是极其常用的动物麻醉剂。粉末状，安全范围广泛，毒性范围小，麻醉潜伏期较短、维持时间长。不仅可以腹腔注射，还能静脉注射，通常用生理盐水配制。中型动物大多是静脉注射给药，小型动物大多是腹腔注射给药。

氨基甲酸乙酯（Urethane）又名乌拉坦，是一种较为温和的麻醉药，安全范围广。实验动物大都可以使用，尤其适合小动物的麻醉。通常用作基础麻醉，如果动物实验全过程都使用此麻醉，那么动物保温尤其重要。

846合剂又名速眠新注射液，是静松灵、乙二胺四乙酸（EDTA）、盐酸二氢埃托啡和氟哌啶醇的复方制剂。该药使用简单、麻醉效果好、副作用小（主要副作用是呕吐），已普遍用于实验动物的麻醉。846合剂造成的麻醉或以846合剂为主的混合麻醉可采用苏醒灵解除，一般肌内注射5～10min后，便可促醒。

氯胺酮（Ketamine）注射后，动物迅速进入浅眠状态，而不会造成中枢的深度抑制，部分保护性反射依旧存在。因此，麻醉的安全期略高，该药是一种镇痛麻醉药物，其特点是出现作用迅速、持续时间短，然而肌内注射结果通常不够理想。灵长类动物多选用此注射剂，但容易产生依赖。

异氟烷（Isoflurane）是恩氟烷的异构体，属于吸入性麻醉药，麻醉的诱导和苏醒都比

较迅速。麻醉时交感神经系统不产生兴奋，会导致心脏对肾上腺素的敏感性稍有增加，产生一定程度的肌肉松弛作用。该药的肝脏代谢率低，因此对肝脏毒性小。使用时须备有准确精密的蒸发器。

（2）按作用性质分

① 挥发性麻醉药物：此类麻醉药物包含氯仿、异氟烷等。其优点是容易控制麻醉深度；缺点是乙醚易爆炸，异氟烷需要专用的麻醉机才能使用。

② 非挥发性麻醉药物：此类麻醉药物种类良多，包括巴比妥类衍生物（如苯巴比妥钠、戊巴比妥钠和硫喷妥钠）、氨基甲酸乙酯和水合氯醛等。此类麻醉剂使用简便，一次给药后，麻醉可延续较长时间，麻醉过程较平衡，动物没有剧烈挣扎的现象。此类药物不足之处在于动物苏醒缓慢。

③ 中药麻醉剂：动物实验偶尔也会用到一些中药麻醉剂，如洋金花和氢溴酸东莨菪碱等。但其作用不太稳定，往往需加麻醉佐剂才能达到理想效果，因此在使用过程中无法普及，因此，大部分实验室不选用此类麻醉剂进行动物麻醉。

2. 镇痛药

疼痛会导致动物一系列的病理生理改变，如心率增加、呼吸急促、血压上升等。精神方面的改变会使动物烦躁不安、忧郁，从而干扰消化系统的功能，影响体力的恢复。镇痛药是一类选择性作用于中枢神经系统特定部位，能缓解或消除疼痛的药物，缓解由疼痛导致的紧张、焦虑等情绪，对动物意识无干扰作用。当动物疼痛表现发生时，应使用镇痛药。

动物疼痛通常表现为不清理皮毛（皮毛粗糙无光泽），食物及水分摄取量减少，尿液及粪便量减少；脱水，体温异常（升高或降低）；对人类触碰的物理性反应异常，如跛行、退缩、尖叫、夹紧腹部、异常攻击性等；脉搏和呼吸异常（上升或下降）；体重下降（20%～25%），生长停滞（增重迟缓），或体质改变（恶病质）；磨牙（常见于兔子及大型农场动物），流汗；自我攻击，自我伤害疼痛部位；疼痛部位的炎症反应；惧光，呕吐或下痢，器官衰竭的具体证据（血液生化、B超等生化指标异常及肉眼可见病变等）。

常用的镇痛药可分为阿片类镇痛药和非甾体抗炎药。阿片类镇痛药物功效最好，是医治严重疼痛的关键药物。

（1）阿片类镇痛药

此类药物通过激活阿片受体产生良好的镇痛效果，但连续使用易出现耐受性和成瘾性。阿片类药物能够抑制痛觉在中枢神经系统内的传导，起到镇痛的效果。阿片及合成的每一种阿片类活性碱用于止痛已有数百年历史，一般又称它们为麻醉性镇痛药，典型代表药物是吗啡。阿片类药物有两类，分别是：弱阿片类药物（包括可待因、丁丙诺啡、美沙酮等）和强阿片类药物（吗啡、芬太尼、哌替啶等）。

（2）非甾体抗炎药

非甾体抗炎药（non-steroidal anti-inflammatory drugs，NSAIDs）是一类具有解热、镇痛、抗炎、抗风湿作用的药物。此类药物的特点是副作用少（多见胃肠道不适），无成瘾性，但其镇痛效果有所局限，仅适用于轻度疼痛。典型代表药物为阿司匹林。

三、麻醉药物的选择

麻醉药物的选择应参考其安全性和有效性，尽可能选择安全范围大并且麻醉效果好的药物。在药物使用前要检查其生产日期和使用期限，即便未超过使用期限，若发现药物溶液有沉淀浑浊现象，就不应该继续使用。对于新引进的药物，要先根据说明书推荐的使用方法和剂量，用不同的实验动物测试其麻醉效果，确定可行后，再应用于正式的动物实验。选择麻醉药物时应考虑以下因素。

① 对于一种麻醉药物而言，不同实验动物对其敏感程度存在差异。就速眠新（846）而言，如果要让动物处于麻醉状态，犬、兔、猫需要 0.2～0.3mL/kg 体重剂量；而猴只需要 0.1～0.15mL/kg 体重剂量；对于大鼠、小鼠而言，则需要 0.3～0.8mL/kg 体重剂量。实验中应选用敏感性较高的、安全范围相对广的麻醉药物。

② 对于不同麻醉药物而言，同一实验动物对其敏感程度存在差异。例如，与其他实验动物相比，大鼠、小鼠对速眠新的敏感性较低，而对麻醉药物如盐酸氯胺酮、戊巴比妥钠等的敏感性与其他动物基本相同。

③ 实验动物的生理状态有差异时，对同种麻醉药物的敏感程度也会存在差异。如氯胺酮可经胎盘传播给胎儿，因此它不能用于妊娠期动物的麻醉；部分麻醉剂会引起呼吸道分泌物增多，不宜用于呼吸疾病（如哮喘等）动物模型的麻醉。

④ 动物实验不同，所选择的麻醉剂也不同。若动物实验需要动物较长时间都处于麻醉状态，麻醉程度较深，可选择戊巴比妥钠；若实验时间相对较短，可选择盐酸氯胺酮及速眠新。而多数情况下，采用不同药物的复合麻醉，能更好地达到不同动物实验需要的麻醉效果。

⑤ 麻醉途径不同，选择的麻醉药物也有所区别。例如，戊巴比妥钠采用静脉注射，速眠新采用肌内注射，而吸入性麻醉剂异氟烷必须使用特定设备，以吸入方式进行麻醉。实验人员应按照实验动物的特点和实验需求，选择适当的麻醉途径后，再依照麻醉途径选择相应的麻醉药物。

⑥ 麻醉持续时间不同，选择的麻醉剂也不同。例如，做慢性动物实验时，用乙醚吸入麻醉（用吗啡和阿托品用作基础麻醉）；做急性动物实验时，对猫和狗一般用戊巴比妥钠进行麻醉；对蟾蜍、青蛙和家兔一般用氨基甲酸乙酯进行麻醉；对大鼠、小鼠一般用硫喷妥钠或氨基甲酸乙酯进行麻醉。

⑦ 复合麻醉剂，选择复合麻醉能够减少各种药物的剂量和副作用，防止使用单一麻醉药物时麻醉过深，或者长时间的大剂量使用对机体可能造成不良的影响，在达到实验预期目的的同时，也要保护实验动物。依照不同动物的生理特点，对不同麻醉药物的敏感性程度以及不同的麻醉途径等，以盐酸氯胺酮、戊巴比妥钠、安定、速眠新等相互配伍。以肌松型的安定、速眠新和镇痛性麻醉药氯胺酮相配伍，能避免动物出现中枢抑制，从而大幅减少动物因麻醉程度过深、呼吸抑制造成的死亡。另外，麻醉辅助药胆碱受体阻断剂阿托品，可解除麻醉药物引起的平滑肌痉挛、腺体分泌抑制等症状，该药用于复合麻醉中，能很好地预防麻醉过深的问题。

犬的全身麻醉通常采用 846 合剂联合氯胺酮注射液进行，使用 846 合剂对犬麻醉时加入少量氯胺酮注射液混合注射，能减少麻醉药使用剂量并使动物迅速进入麻醉状态，从而较早苏醒，对 846 敏感性较低的犬也能很好地进入麻醉状态。

四、动物麻醉注意事项

麻醉动物时必须注意麻醉方法的可靠性，针对不同动物，尤其是比较昂贵的及大型动物等，选择合适的方法。麻醉剂量的影响因素主要有动物的种类、年龄和体重。

① 动物麻醉前应禁食。动物麻醉前通常应禁食、禁水 8～12h。

② 配制适中的药物浓度，方便计算给药剂量。根据动物品种、年龄及体重配制不同浓

度的麻醉药物，以适度的注射量，易于计算出标准。

③ 麻醉剂的用量。除了参考通用标准外，麻醉剂量还应该考虑个体对药物的耐受性，所需剂量与体重之间的关系并不是绝对成正比的。影响麻醉剂量及效果的因素有动物的健康、体质、性别及年龄。一般而言，体弱和超重的动物每单位体重需要剂量较少，在使用麻醉剂期间，随时检查动物机体状态，尤其是通过静脉注射时，切勿急于注射按体重计算出的剂量。

④ 动物在麻醉期间体温易下降，应采取保温措施。在麻醉过程中，动物的体温调节系统常常受到抑制，导致体温下降，可能会对实验结果的准确性造成影响。此时通常需采取保温措施。不管用哪种方法进行加热升温，都应根据动物的体温来确定。

⑤ 静脉注射要缓慢。静脉注射时一定要缓慢进行，并且应该同时观察肌肉张力、角膜反射及对皮肤夹捏反应，当以上反应出现明显减弱或消失时，此时应停止注射。所配制的药物浓度应适中不宜过高，以免麻醉过度；同时也不宜过低，以减少注射药液的体积。在温度较低的冬季进行慢性实验时，应在注射前将麻醉剂加热至动物的体温。

⑥ 控制麻醉深度。在进行各种手术和实验前，通常需要将实验动物麻醉，同时要求麻醉深度要适中并在整个实验中保持恒定。不同麻醉药物有不同的药理作用及副作用，并且须按照实验要求及动物品种进行选择使用。

⑦ 在使用镇痛药时，须考虑阿片类药物的耐药性及戒断现象。动物对药物产生依赖性后，会导致一系列的生理机能紊乱，如肌肉震颤、易怒、失眠及瞳孔扩大等。

五、麻醉意外及处理方式

麻醉意外是指麻醉引起的动物死亡或严重组织损伤及致残。导致麻醉意外的原因主要有：麻醉时间安排不当、麻醉方法及药物选择不恰当、麻醉期间操作不当、设备故障及动物自身原因等。

麻醉意外可引起临床死亡症状，例如血压急剧下降甚至无法检测到，睫毛反射消失，呼吸极慢且不规则甚至停止呼吸等，此时应当立即给予急救。急救方法可按照动物情况确定。对大型动物（如狗、猫等）常用的急救方法有。

1. 使用呼吸机

动物麻醉时，如果使用呼吸麻醉一体机，须在麻醉期间检测血氧饱和度及呼吸次数。若出现呼吸减弱及呼吸频率降低等现象，须减少麻醉药物的供应增加氧气供应。

2. 注射药物

动物实验中出现麻醉意外时，可通过注射药物对其急救，简述如下。

(1) 肾上腺素

静脉注射 0.1%肾上腺素 1mL，必要时可以直接注射入心脏。肾上腺素可增强心肌收缩力、增加心肌收缩幅度、加快房室传导速率、扩张冠状动脉、增强心肌供血及氧气供应、改善心肌代谢、刺激心脏起搏点的高低等功能。当给动物注射肾上腺素后，如果心脏有跳动但极其微弱，可以从静脉或心脏注射 1%氯化钙 5mL。钙离子可兴奋心肌张力，增强心肌收缩并升高血压。

(2) 尼可刹米

每条狗一次注射 25%的药物 1mL。该药能直接刺激延髓呼吸中枢，可加速呼吸，但对血管运动中枢的刺激作用较弱，在动物抑制的情况下效果更为明显。

(3) 山梗菜碱

每条狗一次注射 1%的药物 0.5mL。该药可兴奋颈动脉的化学感受器并反射性刺激呼吸中枢，同时该药物对呼吸中枢有轻微地直接兴奋作用。作为呼吸兴奋剂，其作用迅速、显著，可以迅速加快呼吸，同时血压也升高。

(4) 动脉快速注射高渗葡萄糖液

通常情况下通过动物股动脉反向血流快速而脉冲地注射 40%葡萄糖溶液。注射量取决于动物，例如狗可以按照 2～3mL/kg 体重计算。这可兴奋动物血管中的相应受体，并反射性地引起血压和呼吸的改善。

(5) 动脉快速输血、输液

用于失血性休克及死亡复活等实验。麻醉诱导时建立静脉通道，可用于术中补液。当动物发生麻醉意外时，可连接加压输液器，可加压（180～2000mmHg）进行快速输血和低分子右旋糖酐。若动物在实验前使用过肝素抗凝，因微循环血管一直保持畅通，并且血管中没有凝血现象，因此在动物死亡仅几分钟内，采取该急救措施容易恢复。

3. 人工呼吸

可通过双手压迫动物的胸部进行人工呼吸。一旦动物恢复了自主呼吸，就可以停止人工呼吸。

第六节　实验动物体液的采集方法

一、血液样本的采集

在进行动物实验研究过程中，一些常规的检查及生物化学的分析常常需要采集动物的血液，因此熟悉血液的采集、分离及保存的操作技术至关重要。

1. 大鼠、小鼠采血方法

大鼠、小鼠采血的方法主要有尾尖取血法、眶静脉窦取血法、心脏采血法及腹主动脉采血法。

(1) 尾尖取血法

血液样本量需求量极少时使用此方法。例如红细胞计数的测定、白细胞计数的测定、血红蛋白的测定、血涂片的制备等。采用此方法时，首先将鼠固定并将鼠尾暴露出，进行局部消毒后，将鼠尾浸泡在温水中几分钟，目的使尾部的血管更加充分地暴露在视野中。擦拭鼠尾，用剪刀剪去尾尖 30～50mm，血液即可从尾尖自动流出，同时为加速血液流出可以从尾根处向尾尖处轻轻按压。也可以在尾部做一个横向的切口，将尾动脉或静脉割破。完成采血后，按压止血并对伤口进行消毒。每只鼠通常情况下可以尾尖采血 10 次以上。小鼠的单次采血量约为 0.1mL，大鼠的单次采血量为 0.3～0.5mL。

(2) 眶静脉窦取血法

所需血液样本量较大，又要防止动物死亡时多采用此方法。使用此方法进行血液采集时，操作者需用左手的拇指及食指从动物背部紧紧握住大鼠或小鼠的颈部，但要避免动物窒息死亡。在取血过程中，大鼠或小鼠的颈部两侧可以用左手拇指和食指轻轻压迫，目的使头部的静脉血回流困难，眼球充分地暴露，眶静脉丛充血。右手握毛细玻璃采血管，采血管刺入眼眦时与鼠面部呈 45°角，采血管的斜面刺入眼球，刺入后旋转 180°使采血管的斜面对着眼眶后界。刺入的深度存在差异，小鼠的深度比大鼠的深度浅 2～3mm。在推进时若感到有阻力时即可停止推进，此时，可将采血管适当地退出。如果刺入位置适当，血液可自然流入毛细血管中，当达到所需血液样本量后，可去除施加于颈部的力，也可将采血管取出，通常情况下可自动止血，也可采用干棉球按压眼部止血。

如采血技术掌握熟练，最好左右两只眼睛轮流采血。使用此方法短期内可反复取血。小鼠体重每 10g 单次采血量约为 0.1mL。大鼠体重每 200g 单次采血量约为 0.5mL。

(3) 心脏采血法

由于鼠类的心脏很小，心率跳动较快，同时心脏采血操作极其困难，因此鼠类较少采用此方法。使用此方法时须将动物麻醉，仰卧固定于手术架上，剖开胸腔，将心脏暴露在视野中，同时将注射器刺入左心室，吸取血液。

(4) 腹主动脉采血法

若所需血液样本量较大同时无需考虑动物的存活时可以采取此方法进行取血。使用此方法时，首先需要将动物麻醉，并将动物仰卧固定于手术架上，打开腹腔，将腹部脏器移开，清楚地暴露出附在后附壁的腹主动脉。将针管与血管平行刺入腹主动脉的分支处，回抽血液。使用此方法采血量较大。

2. 豚鼠采血方法

豚鼠采血方法主要有心脏采血法、足背中静脉采血法，具体操作如下。

(1) 心脏采血法

采用方法取血时，须将豚鼠深度麻醉后仰卧固定于实验台上，用手指在左侧第 3 根和第 4 根肋骨之间触摸，挑选心跳最明显的部位，用碘酒进行局部消毒。右手持注射器，以 45°～60°角刺入心脏搏动最强处。血液样本可以根据需要收集，若想动物继续存活，取血量控制在 5～7mL，若不想动物存活，取血量控制在 15～20mL。在刺入心脏时，为避免针尖从心脏滑落，必须快速而直接刺入心脏；若第一次刺入没刺准，需将针头拔出重新刺入，切记不可在心脏周围乱挑乱探，避免引起心肺损伤；需要缓慢而稳定地抽吸，否则真空过多会引起心脏塌陷。

(2) 足背中静脉采血法

实验助手固定好动物后并在实验操作者面前拉直动物左右膝盖关节。实验操作者用酒精对动物的脚背面进行局部消毒，找出足背中静脉后，以左手的拇指及食指捏住豚鼠的肢末梢，右手持注射器刺入静脉，采集血液。血液收集结束后，用纱布或脱脂棉压迫止血。需要重复取血时，交替使用两条后肢。

3. 家兔采血方法

家兔的采血部位主要集中于耳缘静脉、耳中央动脉、心脏及股静脉和颈静脉，具体方法如下。

(1) 耳缘静脉采血法

耳缘静脉采血法是家兔取血法中最常用的方法，通常可多次重复取血，故耳缘静脉的保护至关重要，目的是避免发生栓塞。将家兔放入固定的盒子里，只露出头部和耳朵，或者由实验助手抓住固定。选取耳缘静脉分布清晰的耳朵，剪掉耳缘静脉周围的被毛并用酒精进行局部消毒。用手指轻轻擦拭家兔的耳朵以扩张耳缘静脉，用连有针头的注射器刺破耳缘静脉末端的血管，经针刺入耳缘静脉以收集血液，取血后使用棉球轻轻按压起到止血的作用。使用此方法采血单次最大采血量为 5～10mL。若想反复采血，应选择从家兔的耳缘静脉末端开始，慢慢向耳缘静脉根部移动。

(2) 耳中央动脉采血法

使用此方法采血类似耳缘静脉采血。该方法单次最大采血量可达 10～15mL。采血针从中央动脉末端部位刺入。采血部位不宜选取近耳根部位，这是因为其耳根部位的软组织较厚，血管部位略深，容易刺穿血管引起皮下出血。

(3) 心脏采血法

将家兔麻醉仰卧固定于手术台，剪掉心脏部位的被毛，对心脏部位的皮肤进行局部消毒，用左手食指在左心区触摸心跳起搏强的位置，通常位置在两前肢和剑突形成的三角区右下方，左胸第 4、5 肋骨之间，胸骨左缘 3cm 处将注射针垂直刺入心脏，血液随即进入针管收集血液。

使用此方法应注意以下几点：①需注意注射器在心脏的留针时间，同时注意防止血液凝固；②若此时针头已刺入心脏但收集不到血液时，可将针头稍稍拔出一些；③针头在胸腔里时针头不宜左右晃动避免引起心肺的损伤，单次最大采血量为 20～25mL。

(4) 股静脉、颈静脉采血法

应将股静脉及颈静脉暴露分离手术后再采血。

4. 犬的采血方法

常用的犬采血方法有如下三种。

(1) 后肢外侧小隐静脉和前肢内皮下头静脉采血法

该方法是最方便且经常使用的。后肢外侧的小隐静脉在后肢胫骨下 1/3 的浅表皮下，从前侧方向向后行走。取血前，将犬仰卧固定于犬固定架上或将犬侧卧固定于犬固定架上，并由实验助手固定好犬。剪掉取血部位的被毛，对取血部位进行局部消毒。实验操作者左手拇指及食指捏住剪毛区域的上部充盈下肢静脉，右手将连有 6 号或 7 号针头的注射器迅速刺入静脉，左手松开同时固定针头，回抽注射器，见到回血后，匀速收集血液，最好没有气泡。如果只需要少量的血液，不宜用注射器抽取，只需要用针头就可以直接刺入静脉，血液自然会从针孔中滴出来。

收集前肢内侧皮下头静脉血时，操作技术与上述的方法相同。每只犬单次最大采血量为 10～20mL。

(2) 股动脉采血法

此方法是从犬身上收集动脉血最常用的方法。将犬仰卧固定在犬解剖台上，使其后肢伸直，露出腹股沟三角动脉的搏动位置，剪掉被毛并进行局部消毒。左手食指及中指触摸股动脉的搏动部位同时固定好血管，右手直接从动脉搏动部位将注射器针头刺入血管，针头刺入动脉后可以看见鲜红的血液自然流入注射器，有时还需稍稍旋转针头或上下移动针头，才能观察到血液的流入。结束抽血后，快速拔出针头并使用干燥的药用脱脂棉轻轻按压止血。

(3) 颈静脉采血法

将犬采取侧卧姿势固定，剪掉颈部 10cm×3cm 范围内的被毛，并用碘酒进行局部消毒。拉直犬的颈部并保持犬头部后仰。用左手的拇指将颈静脉压入胸部皮肤。使颈静脉扩张，针头沿着平行血管的方向从向心端插入血管。因为该静脉很容易在皮下滑动，所以插入时除了用左手固定血管外，还应准确插入针头。结束采血后应注意轻轻压迫止血。使用该方法单次可收集到较多的血液样本量。

5. 猴采血法

与人类的收集血液法相似，常用方法有以下几种。

（1）毛细管采血法

当所需血液样本量较少时，可选择在猴拇指或足跟等处进行血液收集。收集血液的方法与人的手指或耳垂处的收集血液方法相似。需在实验助手的帮助下固定猴，剪掉采血位置的被毛，用酒精进行局部消毒，同时用消过毒的三棱针刺破采血位置，第一滴血擦拭掉，并轻轻捏挤出血部位进行血液收集。

（2）静脉采血法

后肢皮下静脉及颈静脉是此采血法进行血液收集的最佳部位。后肢皮下静脉的采血法与犬的采血方法相似。

（3）动脉采血法

股动脉可触及，并且在取血量大时通常是首选的部位。该技术类似于犬的股动脉采血法。另外，肱动脉与桡动脉也可采用此方法收集血液。

二、尿液采集方法

常用的尿液采集方法较多，通常情况下，在实验前需要给动物饮用大量的水。

1. 小型实验动物的尿液采集方法

小型实验动物的尿液采集主要有代谢笼法与反射排尿法。

（1）代谢笼法

代谢笼法通常适用于大鼠、小鼠，该方法较为常用。代谢笼是一种专门设计的收集各种粪便的封闭式养殖笼，不仅可以收集实验动物自然排出的尿液，还可以收集实验动物排除的粪便和二氧化碳。把动物放在一个特制的笼子里，当动物排便时可以通过笼子底部的排便分离漏斗将尿液和粪便分离，以达到收集尿液的目的。大鼠和小鼠的尿量极少，操作过程中的损失和蒸发以及每只鼠的膀胱排空不一致等原因，都会引起实验结果偏差，因此通常情况下有必要收集 5h 以上的尿液，最后取平均值。

（2）反射排尿法

一般情况下小鼠多采用此方法。由于小鼠在被人抓住尾巴提起时的排尿反射较明显，因此需要少量尿液时，可提起小鼠，并将排出的尿液收集到容器内。

2. 大、中型实验动物的尿液采集方法

大、中型实验动物的尿液采集主要有导尿法、压迫膀胱法及剖腹采尿法等。

（1）导尿法

家兔、犬、猴等动物常用此方法进行尿液采集。轻度麻醉实验动物后并将其仰卧固定于实验台上。依据动物的种类及体重，选取能够达到导尿目的的最小号导尿管，同时需在导尿管的外部涂一层润滑剂。必须在无菌操作条件下将导尿管缓慢地插入尿道。如果插入导尿管进入膀胱时感到阻力，需将导尿管拔出一段距离后旋转重新插入，当导尿管准确插入膀胱后会有尿液自然流出。

（2）压迫膀胱法

在进行实验研究时，有时出于某种实验目的，需要间隔一段时间收集尿液以观察药物的排泄。轻度麻醉动物后，实验人员需要用柔软而有力地给动物的小腹施加压力。当施加的压力足以让动物的括约肌松弛时，尿液会自然从尿道流出。通常情况下，此方法适用于家兔、

犬等大、中型实验动物。

(3) 剖腹采尿法

在解剖动物过程中若需收集实验动物的尿液时可采用该方法。剖腹露出膀胱，实验人员的左手用无齿小平镊夹住一小部分膀胱，右手持针在小镊子夹住的膀胱位置直接刺破收集尿液。

三、分泌液的收集

动物实验中有时需要收集阴道分泌物及精液等，具体方法如下。

1. 阴道分泌物的收集

观察阴道角质化的上皮细胞时多会收集阴道分泌物。

(1) 滴管冲洗法

待检测的雌性动物阴道需要用消毒滴管吸取一定量的生理盐水进行多次仔细的冲洗，同时将冲洗液吸出后滴在载玻片上，干燥，并染色进行镜检。也可将冲洗液直接放在低倍显微镜下进行观察，依据细胞的分布类型变化判断实验动物所处的动情周期。

(2) 擦拭法

用消毒的棉拭子用生理盐水润湿后，轻轻按压出棉拭子上的生理盐水，缓慢地插入雌性动物阴道内，并顺着阴道内壁进行擦拭，取出后制成阴道涂片，进行镜检。

2. 精液的收集

对雄性实验动物有时会收集其精液研究。

(1) 电刺激采精法

雄性动物需呈站立或卧位固定，剪掉包皮外部的被毛同时进行清洗。将电击棒插入直肠，靠近输精管壶腹部的直肠底壁，选择电击频率，开通电源调节电压由低到高，至动物阴茎勃起射精，收集精液。

(2) 阴道栓采精法

本法是用于阴道栓涂片染色、镜检凝固的精液。阴道栓是雄性大、小鼠的精液和雌性阴道分泌物混合，在雌鼠阴道内凝结而成白色半透明、圆锥形的栓状物，一般交配后 2～4h 即可在雌鼠阴道口形成，并可在阴道停留 12～24h。

四、骨髓的采集

采集骨髓一般选择胸骨、肋骨、髂骨、胫骨和股骨等造血功能活跃的骨组织。猴、犬、羊等大型动物骨髓的采集用活体穿刺取骨髓的方法；大鼠、小鼠等小型动物骨头小难穿刺，只能剖杀后采胸骨、股骨的骨髓。

第七节　实验动物的安乐死

当实验需要收集动物的组织器官进行测验，或动物出现了无法治愈的疾病时，需要结束动物生命。那么，应依据动物实验的目的、实验动物品种以及采集标本的部位等因素，从而选择合理的处死方法。无论采用哪种方法，都应遵从安乐死的原则。

一、安乐死的定义

“安乐死”（euthanasia）源自希腊文，由安逸（*eu*）和死（*thanatos*）两个词素组合而成，安乐死的原义是“安详无痛地死亡”，它是一种非自然的，由外力所导致的死亡。实验动物的安乐死是指在不干扰实验结果的前提下，使实验动物短时间内没有痛苦地死亡。不会因为刺激产生肉体疼痛或引起精神上的恐怖、痛苦、抑郁及不安。在必须结束动物生命的时候，应尽最大可能减少动物的痛苦，避免造成其他动物的恐惧感。动物在供科研利用后若陷入无法恢复的状态时，研究人员应尽可能迅速地采用无痛苦的方法结束动物的生命。判断使用安乐死的方法是否科学合理，必须要综合考虑下列因素：

① 动物种类、年龄、健康状态的兼容性等；

② 造成知觉丧失和不引起动物悲伤、疼痛、焦虑死亡的能力；

③ 引起意识丧失所需要的时间；

④ 方法的可靠性及不可逆性；

⑤ 与目的相适应的可兼容性；

⑥ 实验人员的安全性，对观察者和操作者情绪的影响；

⑦ 药物的可用性和相关人员滥用的可能性。

二、执行安乐死的时机

若动物的死亡是能预测的或必然的实验结果，则研究人员应根据生理、病理或行为详细阐明动物实验的仁慈终点（human endpoints）；若无法利用其他方式消除动物的疼痛或窘迫时，除非安乐死确实干扰实验结果，不然应在动物表现出垂死、死后组织自体溶解或死后被笼内其他同类相食前以人道的方式施以安乐死。在科学研究中，安乐死不仅能够消除动物遭受的剧烈疼痛，而且可根据完整的尸体解剖更进一步掌握动物的状态，有利于实验的进行。在必须终止动物生命的时候，应尽量采取减少动物痛苦的方式。通常来说选择对动物施以安乐死时需考虑以下因素：

① 无法有效控制的疼痛；

② 过度的肿瘤增长或腹水产生；

③ 持续性的倦怠、不清理皮毛（皮毛粗糙无光泽）；

④ 食物及水分摄取量减少、尿液及粪便量减少；

⑤ 对人类触碰的物理性反应异常（跛行、退缩、尖叫、夹紧腹部、异常攻击性）；

⑥ 体质量下降（20%～25%），生长期动物未增重；

⑦ 脱水；

⑧ 四肢无法行走；

⑨ 体温异常（过高或过低）；

⑩ 脉搏和呼吸异常（过高或过低）；

⑪ 流汗（马）、磨牙（常见于家兔及大型农场动物）；

⑫ 持续性的自残行为、自我伤害疼痛部位；

⑬ 疼痛部位的炎症反应；

⑭ 恶病质（严重贫血、黄疸），异常的中枢神经反应（抽搐、歪头、瘫痪、颤抖等）；

⑮ 因实验因素无法治疗的长期呕吐、惧光，显著的功能损伤，动物遭遇长期窘迫时的其他行为及生理现象等。

三、动物安乐死的方法

安乐死时建议先抑制动物的中枢神经使其失去知觉，消除疼痛感，动物安乐死最先应考虑的是消除动物的疼痛与窘迫，药物注射是实施安乐死较为迅速和可靠的方法。但动物限制和保定会增加动物更多的恐慌和不安，所以在面对神经质或难以控制的动物时，可在进行安乐死之前使动物镇静或麻醉。

1. 物理性安乐死方法

该方法多在以下情形中评估使用：其解剖性状适合采用该方法的小型脊椎动物，大型农场动物（电击），其他安乐死方法会干扰实验结果的情况。惯用的方法有颈椎脱位法和电击法。实验人员要在熟练的技术和合适的工具配合下，迅速解除动物疼痛并使其死亡。若未接受培训的人员贸然实施物理性方法，不但容易造成实验人员受伤，更可能会使实验动物未完全死亡而承受极大的痛苦。

（1）颈椎脱处死法

该方法为大鼠、小鼠最惯用的处死方法，但若动物的体重大于200g时，一般使用该方法不能使动物的脊髓一次性断离，需要重复多次操作，给动物带来巨大痛苦，因此不宜采用该方法。

（2）电击

采用电击使动物短暂失去意识，而后配合放血法完成安乐死。

2. 化学性安乐死方法

化学性安乐死适用范围较广，具体如下。

（1）过量麻醉处死法

该方法常用于处死家兔和豚鼠。巴比妥盐及其衍生物是实验动物安乐死的首选药物。最好的实施方式为静脉注射。腹腔注射需要使用的药物剂量较高，并且可能会造成动物死前挣扎及死亡时间延长，因此不推荐。一些注射性药物，如甲苯噻嗪、氯胺酮等，虽然高剂量注射时也会造成动物死亡，但因为死亡前动物通常出现疼痛及抽搐现象，所以不能作为动物安乐死可选用的药剂。

（2）过量麻醉＋放血处死法

该方法适用于任何实验动物。在动物麻醉失去意识后，在腹股沟处做横切口，完全暴露并切断股动脉、股静脉，让血液流出。或刺穿、剪破动物心脏放血，引起急性大出血、休克和死亡。该方法多用于处死犬、猴等动物。

（3）二氧化碳（CO_2）吸入处死法

CO_2 是实验动物惯用的吸入性安乐死药物，大量吸入 CO_2 会引起动物中毒死亡，可减少动物死亡前的焦虑。吸入浓度为 $40\%CO_2$ 即可迅速达到麻醉效果。该方法多用于处死小型犬、家兔等动物。

（4）异氟烷吸入处死法

该方法是通过吸入大量的麻醉气体造成实验动物中毒死亡。异氟烷需配合麻醉机使用，对操作者而言十分安全，处死动物效果良好。

四、执行安乐死的注意事项

（1）应掌握安乐死的正确方法

处死动物的方法良多，但实验室惯用的棒击法、空气栓塞处死法等，一般会给动物造成巨大的痛苦，因此在安乐死时不采用。严禁采用的方法如下所述。

① 空气栓塞法。该方法会引起动物痉挛、角弓反张和哀号。若因实验需要选择了该方法，需要事先对动物进行深度麻醉。

② 放血：大量失血会引起动物焦虑和暴躁，若必须采用该方法，必须联合麻醉药使用。

③ 棒击头部法：动物会出现痉挛、角弓反张和哀号。

④ 窒息：该方法不人道，应严格禁止。

⑤ 氯仿、乙醚：此类有机物具有肝毒性且可能致癌，对人体有害。

⑥ 甲醛溶液浸泡：直接使用甲醛溶液浸泡动物，是十分不人道的方法，应禁止使用。

⑦ 快速冷冻：该方法不人道，若因实验需要选择了该方法，需要事先对动物进行深度麻醉。

⑧ 低压法：该方法会使动物痛苦、垂死时间延长，年幼动物耐缺氧能力较强，因此需要较长时间才能使动物呼吸停止，偶尔会发生动物苏醒的意外情况，会发生动物呕吐、出血、痉挛、排尿或排便等现象。

⑨ 烧死。

⑩ 淹死。

(2) 确认动物已经死亡

呼吸停止并不能作为判断死亡的依据，动物通常先停止呼吸，心跳在几分钟之后才会停止。处死实验动物时应注意，要确认实验动物已经死亡，通过对心跳、呼吸、瞳孔神经反射等指征的观测，对死亡作出综合性判断，并对尸体进行无害化处理。

第八节　动物实验中的其他常用实验方法

一、大鼠脑立体定位技术

脑立体定位技术主要利用颅骨外面的标志（如前囟、后囟、外耳道、眼眶、矢状缝等）或其他参考点所规定的三度坐标系统，来确定皮层下某些神经结构的位置，以便在非直视暴露下对其进行定向的刺激、破坏、注射药物、引导电位等研究，是神经解剖、神经生理、神经药理和神经外科等领域内的重要研究方法。

1. 实验仪器准备

实验正式开始前，首先应校验脑立体定位仪。用三角板测定电极移动架各个滑尺之间是否保持互相垂直，各衔接部位螺丝是否松动，滑尺是否太松，头部固定装置两侧是否对称，两侧耳杆尖是否完全对正。

2. 实验动物麻醉和固定

① 小鼠称重后，缓慢腹腔注射 0.4%戊巴比妥钠（0.1mL/10g），随时注意小鼠状态。

② 拧松上颌固定装置的旋钮，向上移动使其在 0 刻度上 5mm 位置。

③ 动物麻醉后，先将一侧耳杆紧贴耳朵轻轻插入外耳道，碰到骨性外耳道底后固定耳

杆，同样方法插入固定另一耳杆。检查小鼠头部固定是否稳定、松斜，两侧耳杆刻度是否对称，轻移耳杆使两侧刻度一致，头位完全居中，再次固定耳杆。

④ 调节压环旋钮使压环上移，将动物的上门齿钩住门齿板的前杆，使门齿根部紧靠杆的上缘；旋松调节槽上固定旋钮，在主框上前后移动至头自然伸展，然后固定；下移压环旋钮，夹紧头部。

⑤ 三个标准检测是否固定成功：鼻对正中、头部不动、提尾不掉。

3. 切开皮肤

剪去头部的被毛，用 75%酒精棉球作头部皮肤的消毒，沿矢状缝作约 3cm 切口，剥离颅骨表面的脑膜，用 3% 双氧水洗净，然后用干棉球擦拭，暴露前囟、人字缝及矢状缝，止血。

4. 定位及注射操作

① 以前囟部位为原点，用定位针在前囟后 2mm、矢状缝旁开 2.5mm 处定位一点，即为海马的平面位置，在此位置用签字笔点一个原点，移开定位针，用牙科钻在此点钻孔，有突破（落空）感后，停止钻孔。

② 小鼠海马位于圆孔下 2mm，操作仪器使微量注射针头由小鼠钻孔处下降 2mm 时，开始缓慢注射染料。注射后留针一会，再缓慢把注射针移出脑内，缝合皮肤，肌内注射青霉素抗感染，把动物放回饲养笼内，术后注意保温。

5. 实验数据收集及处理方法

将小鼠脑制作成切片，显微观察小鼠脑中染料位置来验证小鼠海马中是否定位准确。

6. 注意事项

① 游标卡尺在使用时一定注意记录读数，便于后期再次定位。

② 注射染料时，速度一定要慢，给予组织充分的时间吸收，不然染料易溢出。

③ 微量注射针刺入大脑时，应以针尖中后段为准，避免插入深度不足。

二、动物生物电活动的记录

大脑皮层运动区是躯体运动机能的高级中枢，电刺激该区的不同部位，可以引起躯体不同部位的肌肉运动。

1. 实验仪器准备

实验开始前，准备刺激电极，连接好 BL-420 生物机能实验系统，打开电脑，备用。

2. 实验动物麻醉和气管插管

取家兔 1 只，称重，用 20%氨基甲酸乙酯（5mL/kg）耳缘静脉注射。注射过程中注意观察动物肌张力、呼吸频率及角膜反射的变化。将麻醉好的动物仰卧位固定于手术台上。用剪刀紧贴皮肤将颈部被毛剪去，沿颈部下颌至胸骨上缘正中线做一长 5～7cm 的皮肤切口。分离浅筋膜，暴露胸骨舌骨肌。用止血钳插入左右两侧胸骨舌骨肌之间，进行钝性分离，将两条肌肉向两外侧缘牵拉并固定，以便充分暴露气管。用弯形止血钳将气管与背侧面的结缔组织分开，游离气管约 6cm，在其下面穿线备用，穿线时应注意将气管与大血管和神经分开。在气管喉头下 2～3cm 处的两软骨环之间做一倒“T”形切口，气管上的切口不宜大于气管直径的 1/3，防止血液流入气管内。用组织镊夹住气管切口的一角，将气管插管在切口处向胸腔方向插入气管腔内，用备用线结扎插管，并固定于侧管分叉处，以免“Y”形插管滑脱。避免实验过程中家兔因分泌物过多堵住气管而死亡。

3. 头部手术

将家兔背部向上固定，剪毛剪剪掉头顶部被毛，再用手术刀由眉骨至枕骨纵向切开皮肤，沿中线切开骨膜。用手术刀自切口处向两侧刮开骨膜，暴露额骨和顶骨。用骨钻在一侧的顶骨上开孔（勿伤及脑组织）后，将咬骨钳小心伸入孔内，自孔处向四周咬骨以扩展创口。向前开颅至额骨前部，向后开至顶骨后部及人字缝之前（切勿掀动人字缝之前的顶骨，以免出血不止，暴露双侧大脑半球。用眼科剪小心剪开硬脑膜，在暴露大脑的过程中要及时滴加预热的石蜡油或温热生理盐水保护脑组织，防止干燥。

4. 实验数据收集及处理方法

放松家兔四肢，用棉球吸干脑表面液体，连接好刺激器系统，先用刺激电极接触家兔头部暴露出的肌肉，调节刺激强度和频率。以引起肌肉收缩的最小刺激强度及25～30Hz的频率刺激大脑皮层的不同区域，观察躯体肌肉活动的反应。绘出大脑半球背面的轮廓图，标出躯体肌肉运动的代表区域。

5. 注意事项

大脑神经细胞对温度变化很敏感，暴露脑硬膜后，要注意更换温液体石蜡，以保持皮层温度。

三、大鼠动脉血压的测定

动脉血压是心血管功能活动的综合指标。生理情况下，人和其他哺乳动物的血压处于相对稳定状态。动脉血压的相对恒定对于保持各组织、器官正常的血液供应和物质代谢是极其重要的。应用液压传递系统可直接测定动脉血压。即压力换能器和动脉插管连接好并充满抗凝液体——肝素生理盐水，动脉内的压力变化可通过密闭的液压传递系统传递，通过压力换能器将压力变化转换为电信号，用微机生物信号采集处理系统记录动脉血压变化曲线。

1. 实验动物麻醉、固定和备皮

取大鼠1只，称重，腹腔注射1%戊巴比妥钠溶液（0.4mL/100g），待动物麻醉后，将其仰卧固定于手术台。75%酒精擦拭颈部皮肤，剪去颈部被毛。

2. 颈动脉分离

纵向剪开颈部皮肤约2cm，分离甲状腺体和皮下组织，暴露胸骨、舌骨肌，对准胸骨舌骨肌中央线前后划破被膜，分离左右胸骨舌骨肌，并进一步分离气管一侧的肌肉和结缔组织，可看到颈动脉搏动，其旁边较细的白色线状物即为动脉伴行的迷走神经。分离血管鞘膜，游离颈总动脉周围的各种神经纤维。在靠近锁骨端处，分离出3～4cm的颈总动脉，并在其下穿入两根手术线备用。

3. 颈动脉插管

动脉插管一端连有三通，插管内充满肝素生理盐水后关闭三通。用提前备好的手术线结扎颈总动脉远心端，待血管内血液充分充盈后，用动脉夹夹住其近心端；然后在靠近颈总动脉的远心端结扎线处，向近心端方向与血管呈45°夹角用眼科剪剪一小口，直径为血管直径的1/3左右（血管切口面一定要呈斜面，不能呈垂直面）；接着将动脉插管的尖端斜面与动脉平行地向近心端方向插入血管内 1～1.5cm，用手术线将插入动脉插管的血管结扎并固定于动脉插管上，避免插管脱落。

4. 实验数据收集及处理方法

启动 BL-420 生物机能实验系统。在第一通道的输入接口上安装好压力换能器，压力腔正中口经一三通开关与动脉插管相连，压力腔侧口接一三通开关。压力测量管道充满肝素生理盐水，排净气泡。

选择“输入信号”菜单中的“第一通道”菜单项，以弹出“压力”子菜单，点击，松开动脉夹，打开三通，调节实验参数以获取最佳显示效果，记录正常血压信号。

5. 注意事项

颈部手术操作要轻巧，用血管钳钝性分离肌肉组织，用玻璃分针分离迷走神经和颈总动脉，这样出血少，对血管的刺激小，方便插管操作。

四、呼吸运动的检测

呼吸运动是保证血液中气体分压稳定的重要机制。机体内外环境改变的刺激可以直接或通过感受器反射性地作用于呼吸中枢，影响呼吸运动的深度和频率，以适应机体代谢的需要。机体通过呼吸运动调节血液中的 O_2、CO_2、H^+ 水平，血液中的血氧分压（PaO_2）、动脉血二氧化碳分压（$PaCO_2$）和 $[H^+]$ 的变化，又可以通过中枢/外周化学感受器反射性调节呼吸运动，从而维持内环境中 PaO_2、$PaCO_2$ 和 $[H^+]$ 的相对稳定。

1. 实验动物麻醉、固定和备皮

① 取家兔 1 只，称重，由家兔耳缘静脉缓慢注入 20%氨基甲酸乙酯溶液（5mL/kg），待动物麻醉后，仰卧固定于手术台上。

② 用粗剪刀紧贴皮肤将颈前部兔毛剪去，沿颈部下颌至胸骨上缘正中线做长 5～7cm 的皮肤切口。分离皮下筋膜，暴露胸骨舌骨肌。

2. 气管插管

① 用止血钳插入左右两侧胸骨舌骨肌之间，进行钝性分离，将两条肌肉向两外侧缘牵拉并固定，以便充分暴露气管。用弯形止血钳将气管与背侧面的结缔组织分开，游离气管约 6cm，在其下面穿线备用，穿线时应注意将气管与大血管和神经分开。

② 在气管喉头下 2～3cm 处的两软骨环之间做一倒“T”形切口，气管上的切口不宜大于气管直径的 1/3，防止血液流入气管内。

③ 用组织镊夹住气管切口的一角，将气管插管在切口处向胸腔方向插入气管腔内，用备用线结扎插管，并固定于侧管分叉处，以免“Y”形插管滑脱。如气管内有较多分泌物或血液，应先清除再插管；插管后如动物突然出现呼吸急促，常提示气道不畅，应及时进行处理。

3. 实验数据收集及处理方法

在“Y”型气管插管的两个开口上分别接上一段长约 5cm 的橡皮管，借助其中第一个橡皮管与呼吸换能器相连。启动 BL-420 生物机能实验系统。在第一通道的输入接口上安装好呼吸换能器，选择“实验模块”菜单中的“呼吸运动的调节”子菜单。调节实验参数以获取最佳显示效果，记录一段正常呼吸运动曲线作为对照。

在正常麻醉状态下，实验动物保持平稳的呼吸节律，其中上升支为吸气，下降支为呼气；曲线疏密反映呼吸频率，曲线高度反映呼吸幅度。动物节律性呼吸的基本中枢位于延髓，在肺牵张反射和呼吸调整中枢的共同作用下，保持平稳的节律性呼吸。

4. 注意事项

气管插管前注意止血并清理气管内液体，以免血液流入气管被吸入肺而影响肺通气。

五、Morris 水迷宫实验

Morris 水迷宫实验是一种强迫实验动物（鼠）游泳，学习寻找隐藏在水中平台的一种实验，主要用于测试实验动物对空间位置觉和方向觉的学习记忆能力。

1. 实验仪器及条件准备

实验仪器主要由水迷宫装置、图像自动采集和处理系统组成。

（1）Morris 水迷宫装置

该装置主要由圆形盛水的水池（直径 100cm，高 50cm，水深 30cm）和一个可调节高度和可移动位置的圆形平台（直径 9cm，隐藏于 2cm 的水面之下）所组成。

（2）图像自动采集和处理系统

通过摄像头自动采集动物的入水位置、游泳速度，搜索目标平台所需的时间，游泳轨迹等参数，并统计分析所收集的各种数据。

通过水迷宫装置观察并记录动物入水后找到藏在水下平台所需的时间、采用的策略和它们的游泳轨迹，从而可分析和推断动物的学习、记忆和空间认知等方面的能力。

2. 实验动物训练及测试方法

（1）定位航行实验

用于测试小鼠对水迷宫学习和记忆的获取能力。连续进行 5 天，每天训练 4 次。训练时，将小鼠面向池壁从 4 个入水点（在圆池的上缘等距离地设东、西、南、北 4 个标记点）分别放入水池，记录小鼠从入水到找到水下隐藏平台所需的时间，记为潜伏期，用秒（s）表示，小鼠找到平台后，让其在平台上站立 10s。若入水后 60s，小鼠未能找到平台，则将其轻轻从水中拖上平台，并停留 10s（潜伏期记为 60s），然后进行下一次训练。每只小鼠从 4 个入水点分别放入水池为一次训练，2 次训练之间间隔 30s。

（2）空间探索实验

用于测试小鼠学会寻找平台后，对平台空间位置记忆的保持能力。历时 1 天，定位航行实验结束后，撤去平台，从目的平台所在象限的相对象限作为入水点，记录 60s 内的游泳轨迹。

3. 实验数据收集及处理方法

① 前 5 天，每天记录每只小鼠 4 次训练的逃避潜伏期（s），以小鼠 4 次训练潜伏期的平均值作为小鼠当日的学习成绩。

② 第 6 天，记录分析小鼠 60s 内穿越目标平台的次数以及目的象限的停留时间。

4. 注意事项

① 实验室内的环境和实验者的位置都可作为小鼠搜索目标时的参照物，因此，实验室内设备和实验者位置应相对固定。

② 水迷宫实验室应当保持安静，光线柔和而均匀。

第九节　细胞培养实验

细胞培养是指在模拟生物体内的生理条件下，使细胞在体外生长、繁殖等，并进行生命活动过程的方法。近年来，在分子生物学、遗传学、免疫学、药理学等各个领域都有广泛的应用，是一种重要的生物学技术。

细胞培养一般分为原代培养和传代培养。原代培养是指由生物体内取出组织或细胞，进行首次培养或初代培养，这种培养方式较为适合做细胞形态、功能和分化等研究。原代培养后细胞离体时间较短，其遗传性状和体内细胞较为相似。从理论上讲，动物的所有组织细胞都可以用于培养，但实际上，许多成年动物的组织细胞并不容易培养，如成年动物的脑组织细胞，因此幼体动物或胚胎组织的细胞更容易进行原代培养。

传代培养是指当原代培养成功后，体外培养的细胞或细胞株会随着时间不断分裂，在体外持续生长繁殖。细胞需要单层贴壁生长，若多层累加则密度过大或生存空间不足，将会引起营养枯竭而导致死亡。为了保证细胞持续生长，获得稳定的细胞株，就要进行细胞传代，将培养的细胞分散，进行一定比例稀释后转移到其他容器中继续培养，即被称为细胞传代培养。

一、细胞的原代培养——组织块培养法

1. 实验材料

本部分内容只是对普遍的实验材料进行的概括，其他实验材料还应该依据具体的实验而定。

(1) 实验药品

培养基，胎牛血清或小牛血清，缓冲液（Hanks 液或 PBS 缓冲液），青霉素-链霉素双抗溶液。

(2) 实验器材

培养皿，培养瓶，CO_2 培养箱，超净工作台，酒精灯，倒置显微镜，手术器械，吸管，离心管。

2. 操作方法

① 在无菌操作条件下，提取要培养的组织，用适量的缓冲溶液冲洗 3 次，去除表面血液。

② 将离体组织置于培养皿中，用眼科剪剪成大小均匀的小块，大小为 $0.5\sim1mm^3$。

③ 用缓冲液反复冲洗至液体不浑浊，静置 5min，吸取上清缓冲液，弃去。

④ 用含 20%灭活胎牛血清（其中加入 200U/mL 青霉素和链霉素双抗）的培养基再清洗一次，弃去上清，再加入 5mL 含 20%血清的培养基。

⑤ 将组织小块均匀置于培养皿中，分散均匀。盖好培养皿盖，置于 37℃ CO_2 培养箱中。

⑥ 孵育 2～4h 后，取出培养皿，加入含 20%灭活胎牛血清（其中加入 200U/mL 青霉素和链霉素双抗）的培养基，保证组织被培养液浸没。重新置于培养箱中。

⑦ 定期观察细胞生长状态，定期更换培养基，保证细胞铺满整个培养皿，将其移至培养瓶中，进行传代培养。

二、细胞的原代培养——消化培养法

1. 实验材料

本部分内容只是对普遍的实验材料进行的概括，其他实验材料还应该依据具体的实验而定。

(1) 实验药品

培养基，胎牛血清或小牛血清，缓冲液（Hanks 液或 PBS 缓冲液），0.25%胰蛋白酶与 0.02% EDTA 混合消化液，青霉素-链霉素双抗溶液。

(2) 实验器材

培养皿，培养瓶，CO_2 培养箱，超净工作台，酒精灯，倒置显微镜，手术器械，吸管，离心管 2 个，磁力搅拌器，锥形瓶，血细胞计数板，20μm 不锈钢筛。

2. 操作方法

① 在无菌操作条件下，提取要培养的组织，用适量的缓冲溶液冲洗 3 次，去除表面血液。

② 将离体组织 $1cm^3$ 置于培养皿中，用眼科剪将成大小均匀的小块，大小约 0.5～$1mm^3$。后以缓冲液反复冲洗。

③ 用少量缓冲液吸取组织块置于预先灭菌的锥形瓶中（内装被灭菌的搅拌转子），加入 30mL 胰蛋白酶。

④ 将锥形瓶封好，置于搅拌器上，搅拌 10～20min。

⑤ 在消化过程中，每隔一段时间吸取液体置于载玻片上，观察细胞是否分分散成单个细胞。当大部分细胞变成单个细胞后，加入缓冲液终止消化。

⑥ 将细胞过筛，取得单个细胞。将滤液以 1000r/min 离心 5min，吸取上清液。加入含 20%灭活胎牛血清（其中加入 200U/mL 青霉素和链霉素双抗）的培养基，制成细胞悬液。

⑦ 用计数板计数，将细胞接种于培养皿中，浓度 1×10^5/mL。

3. 注意事项

① 用何种蛋白酶并不是固定不变的，应依据具体的培养细胞而定。如培养血管平滑肌细胞或内皮细胞，常常应用Ⅰ型胶原酶。

② 如没有搅拌器和搅拌子，可用吸管对消化液反复吹打。

③ 如果没有不锈钢筛，则可用 4 层灭菌纱布代替。

三、细胞传代培养

1. 实验材料

(1) 实验药品

培养基，胎牛血清或小牛血清，缓冲液（Hanks 液或 PBS 缓冲液），0.25%胰蛋白酶与 0.02% EDTA 混合消化液，青霉素-链霉素双抗溶液。

(2) 实验器材

培养瓶，CO_2 培养箱，超净工作台，酒精灯，倒置显微镜，血细胞计数板。

2. 操作方法

① 将长成单层的细胞从 CO_2 培养箱中取出，弃去就培养液。

② 以缓冲液冲洗 2 次，加入胰酶混合液，静置一段时间。如用培养瓶培养，静置过程中，需拧好培养瓶盖，定期观察是否消化成单个细胞。消化成功后，弃去消化液。

③ 加入缓冲液，终止消化，用缓冲液清洗 2 次，以去除残存的消化液。

④ 加入 3～5mL 新鲜培养液，反复轻轻吹打，将贴壁细胞吹打下来，制成细胞悬液。

⑤ 用计数板计数，将细胞接种于培养瓶中，浓度 1×10^5/mL。

⑥ 一般情况下，传代后的细胞在 2h 左右就能附着在培养瓶的壁上，2～4 天就可在瓶内形成单层，并需要再次传代。

3. 注意事项

① 消化时间应根据细胞而定，消化时间通常为 0.5～5min。消化太过会导致细胞丢失，而消化不足往往会导致贴壁不良，因此应根据细胞状态，不断调整消化时间。

② 消化过程也应考虑胰蛋白酶活性。胰蛋白酶在 pH8～9 的条件下活性最高。

③ 消化完成后，弃去消化液的过程应轻柔，防止细胞丢失。

四、细胞计数

1. 实验材料

(1) 实验试剂

细胞、缓冲液。

(2) 实验仪器

细胞计数板、吸管、显微镜。

2. 实验方法

① 用擦镜纸将计数板擦净，备用。在中央计数室加上盖玻片。

② 取单细胞悬液 20μL，稀释 10 倍至 200μL。从中抽取稀释细胞混悬液 20μL 滴入计数室，开始计数。

③ 在高倍镜下计数中央大方格中的 5 个中方格（R）中细胞数，将 5 个中格计数的细胞数相加。计数时应循一定的路径，对横跨刻度上的血细胞，依照“数上不数下，数左不数右”的原则进行计数。如图 2-1 所示。

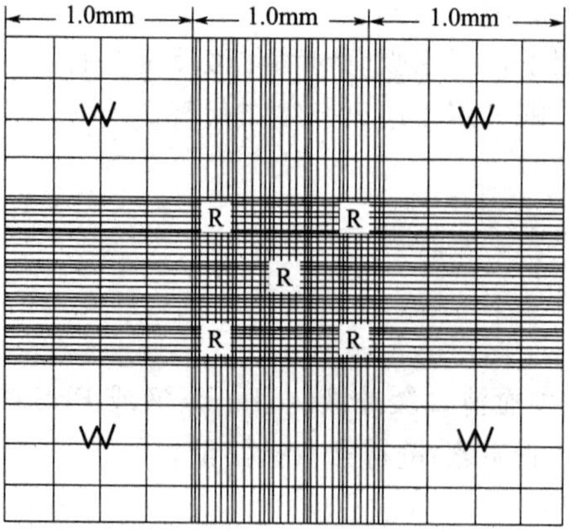

图 2-1 记数室的划格

④ 所得到的实验数据乘以 10 即为细胞浓度。

3. 注意事项

① 计数原则：数上不数下，数左不数右。

② 计数板的清洁：实验结束后，用水冲洗计数板，切勿用硬物洗刷，以免造成划痕。自然晾干或吹干。显微镜观察是否有细胞残留或其他物质残留。

第三章

药理学基础性实验

第一节　不同剂量对药物效应的影响

在药理学理论课程中学过，药理效应与剂量在一定范围内成正比，称为剂量效应关系（量效关系）。药物的药理效应与血药浓度的关系通常较为密切，在药理学研究中为了更好地描述这一关系，通常以浓度-效应关系表示。如果以血药浓度（C）为横坐标，以效应作用的强弱（E）为纵坐标，可以绘制一条直方双曲线。但为了更加直观地研究药物的剂量与效应关系，通常将药物浓度改用对数值作图，这是该图呈典型的对称S形曲线，这就是通常所讲的量效关系曲线（图3-1）。

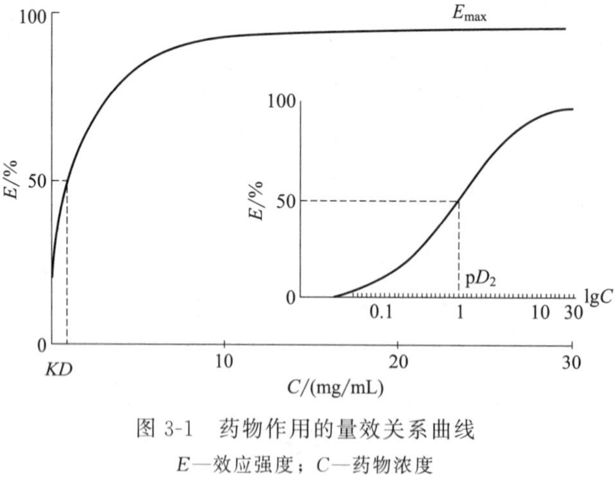

图3-1　药物作用的量效关系曲线

E—效应强度；C—药物浓度

在量效关系研究中，多数实验在实验设计时就对于药物组分别设计了低、中、高剂量组，根据实验中的观察指标，来确定剂量与效应之间的关系。绝大多数药物剂量与效应正相关，即在一定范围内，随着血药浓度的增加，药物效应也相应提高。呋塞米等袢利尿药存在明显的剂量效应关系：随着剂量加大，利尿效果明显增强，且药物剂量范围较大。作为强效利尿药，它通常被用于治疗水肿性疾病，但大剂量的呋塞米被用于治疗急性肾功能衰竭。这种典型量效关系变化不仅存在于整体实验中，在许多体外实验中也表现得尤为突出；如随着青霉素浓度的增加其对细菌的抑制作用逐渐增强。

但并不是所有的药物都会呈现出典型的正相关，如后面要学习的阿司匹林。某些生物活性物质如血栓烷 A_2（TXA_2）可使血小板聚集，而前列环素（PGI_2）可抑制血小板聚集。而不同剂量的阿司匹林对 TXA_2 和 PGI_2 作用则各有不同，这也使得不同剂量的阿司匹林对凝血和抗凝血的作用各有不同。这种药物剂量和效应非正相关的例子在中药药理中表现得更为明显。在今后的学习中，对于这样的特殊案例应多加留意。

为了使同学们更好地掌握不同剂量对药物效应的影响，本章分别以不同剂量尼可刹米、戊巴比妥钠对药物的效应为例进行探讨；同时以药物对豚鼠回肠平滑肌的影响为例探讨量效关系曲线并测定相应的药效学参数，使同学们能从不同层次不同角度理解不同剂量对药物效应的影响。

实验 3-1　不同剂量尼可刹米对药物效应的影响

【实验目的】

强化对小白鼠的捉拿方法和腹腔注射给药方法的练习；学会观察药物剂量对药物作用效应的影响。

【实验原理】

尼可刹米为中枢兴奋药，对中枢有兴奋作用。药物的作用在一定范围内与血药浓度呈线性正相关。本实验通过观察给予小鼠不同剂量的尼可刹米后的表现从而了解该药物的量效关系。

【实验材料】

1. 实验动物：小鼠 12 只，体重 18～22g，雌雄各半。
2. 实验药品：0.20%、2.0%、4.0%的尼可刹米溶液。
3. 实验器材：天平或小动物秤、注射器、鼠笼等。

【实验方法】

1. 将小鼠编号、称重，按体重随机分为 3 组，即低剂量组、中剂量组和高剂量组，每组 4 只（雌雄各半）。
2. 分别给低剂量组、中剂量组、高剂量组小鼠注射 0.20%、2.0%、4.0%的尼可刹米溶液，给药剂量为 0.2mL/10g。观察小鼠给药后的变化，以注射结束为准开始计时，记录小鼠从给药后到出现症状的时间（潜伏期）。
3. 如果小鼠出现死亡，请以死亡作为终点指标记录潜伏期。

【实验结果】

将实验结果记录在表 3-1 内。

表 3-1　不同剂量的尼可刹米对小鼠的影响

组别	体重/g	给药剂量	潜伏期/min	生理现象
低剂量组				
中剂量组				
高剂量组				

【注意事项】

1. 尼可刹米起效较快，请密切留意动物的变化。

2. 尼可刹米为中枢兴奋药，请注意操作的规范性，以免被动物咬伤。

【思考题】

1. 在一定范围内，随着药物剂量的增加，小鼠对药物反应有什么变化？

2. 此药物的剂量和作用的关系对于进行药理学实验和临床用药有什么重要的意义？

实验 3-2　不同剂量戊巴比妥钠对药物效应的影响

【实验目的】

比较不同剂量的戊巴比妥钠（Pentobarbital Sodium）对小鼠作用的差异，观察药物量效关系。

【实验原理】

戊巴比妥钠属于镇静催眠药，对中枢神经系统有广泛抑制作用。随着给药剂量由小到大，中枢抑制作用由浅入深，相继出现镇静、催眠、麻醉的效果。过量则麻醉延脑呼吸中枢而致死，其作用机制认为主要与阻断脑干网状结构上行激活系统有关。翻正反射亦称复位反射，一般指正常动物可保持站立姿势，如将其推倒则可翻正过来。若动物意识消失，翻正反射也随之消失，提示中枢神经系统处于明显抑制状态，因而在动物实验中常以翻正反射消失作为动物处于麻醉状态的一个重要指标。本实验通过给予不同剂量的戊巴比妥钠，了解药物的量效关系。

【实验材料】

1. 实验动物：小鼠 12 只，体重 18～22g，雌雄各半。

2. 实验药品：0.25％、0.15％、0.025％的戊巴比妥钠溶液。

3. 实验器材：天平或小动物秤、注射器、鼠笼等。

【实验方法】

1. 将小鼠编号、称重，按体重随机分为 3 组，即低剂量组、中剂量组和高剂量组，每组 4 只（雌雄各半）。

2. 观察小鼠的表现，然后分别对 3 组小鼠腹腔注射 0.025％、0.15％、0.25％戊巴比妥溶液，给药剂量为 0.2mL/10g。以注射结束为准开始计时，观察并记录小鼠翻正反射消失的时间，记为睡眠潜伏期。

3. 如小鼠在 40min 内未进入麻醉状态，请观察小鼠出现的生理现象，如是否出现抽搐，肌肉紧张或松弛，呼吸变快或变慢，小鼠表现安静或兴奋。

该实验的流程图见图 3-2。

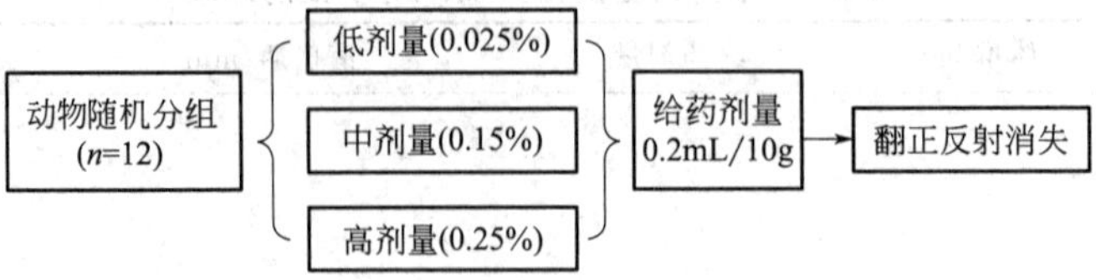

图 3-2　实验流程图

【实验结果】

将实验结果记录在表 3-2 内。

表 3-2　不同剂量的戊巴比妥钠对小鼠的影响

组别	体重/g	给药剂量	潜伏期/min	生理现象
低剂量组				
中剂量组				
高剂量组				

【注意事项】

1. 药物必须准确注射到腹腔，给药剂量要准确。

2. 捉拿小鼠时应严格按操作规定进行，以免被咬伤。

【思考题】

1. 在一定范围内，随着药物剂量的增加，小鼠对药物反应有什么变化？

2. 此药物的剂量和作用的关系对于进行药理学实验和临床用药有什么重要的意义？

实验 3-3　量效关系曲线和有关药效学参数的测定

【实验目的】

1. 观察组胺对豚鼠离体回肠平滑肌的影响。

2. 掌握量效关系概念，并学习绘制量效关系曲线。

3. 学习豚鼠离体回肠平滑肌的制作方法。

【实验原理】

胃肠道平滑肌以胆碱能神经占优势，组胺可以收缩豚鼠平滑肌，并且随着组胺给药量的增加，豚鼠回肠平滑肌的收缩幅度也增加。然而，有些药物可以拮抗这种作用。例如，组胺的竞争性拮抗药苯海拉明可以使组胺在收缩豚鼠回肠平滑肌时所需的浓度增加，非竞争性拮抗药罂粟碱则会使得豚鼠回肠平滑肌收缩的幅度降低。

受体激动剂的受体亲和指数 $\mathrm{p}D_2$ 是指受体激动剂引起最大效应的 50%时所需剂量的物质的量浓度的负对数值。竞争性受体拮抗剂的拮抗指数 $\mathrm{p}A_2$ 是指用加倍浓度的受体激动剂，只引起原浓度的反应水平时所用拮抗剂的物质的量浓度的负对数。本实验通过观察组胺对豚鼠离体回肠平滑肌的影响测定 $\mathrm{p}D_2$、$\mathrm{p}A_2$、IC_{50} 值绘制量效关系曲线。

【实验材料】

1. 实验动物：豚鼠，雌雄均可，体重 250～350g。

2. 实验药品：台氏液、1×10^{-4}mol/L 组胺溶液、1×10^{-6}mol/L 苯海拉明溶液、0.25%戊巴比妥钠溶液。

3. 实验器材：BL-420 生物机能实验系统、麦氏浴槽（25mL)、张力换能器、离体装置、移液器（20～200μL，100～1000μL)、手术器械等。

【实验方法】

1. 实验装置准备：用自来水冲洗麦氏浴槽和贮液瓶 3 次，将 40mL 台氏液加入麦氏浴槽中，并在恒温液槽中加入适量自来水。调节超级恒温器的温度，使麦氏浴槽内温度稳定在(37.0±0.5)℃。然后通气管连接浓度为95%O_2+5%CO_2混合气体管道。调节气体管道的气体流量，至有气泡逸出，气泡逸出速度为2～3个/s。连接张力换能器，并连接生物信号处理系统。

2.开机准备：打开BL-420生物机能实验系统开关，将张力换能器的五心插口连接于1通道（CH_1），启动BL-420。单击“设置”项下“实验人员”，输入组号、名单，单击“确定”。单击“文件”菜单“打开配置”，在弹出的“自定义模块选择”对话框中选“量效曲线”，单击“确定”。双击“1通道”，窗口变大后，鼠标指左侧坐标零刻度，将零基线移至屏幕下1/3处。

3.仪器参数设置：通道时间常数为直流，滤波频率10Hz，灵敏度3g，采样频率200Hz，扫描速率1s/div。

4.标本的制备：取禁食24h的豚鼠1只，按剂量1g/kg腹腔注射0.1%戊巴比妥钠溶液至麻醉状态，股动脉放血。立即剖开腹腔，找到回盲部，然后在距离回盲部1cm处剪断，取出回肠约10cm，置于氧饱和的台氏液培养皿中，沿肠壁除去肠系膜，然后将回肠剪成数小段（每段约1.0～1.5cm），用注射器吸取台氏液将肠内容物冲洗干净，换以新鲜台氏液备用。注意操作时勿牵拉肠段以免影响收缩功能。

取温台氏液约10mL于培养皿中，用小镊子取一肠段于培养皿中，两端夹上蛙心夹，一端连接于肌条固定夹于底部，另一端连接于张力换能器的旋臂，将RM6240多通道生理信号采集处理系统归零，调节肌张力至约1g。冲洗肠肌3次，稳定10min。

5.测定组胺的pD_2

（1）依次加入1×10^{-4}mol/L组胺溶液2μL、4μL、14μL、40μL、140μL、400μL，使组胺在溶液中的终浓度分别为1×10^{-8}mol/L、3×10^{-8}mol/L、1×10^{-7}mol/L、3×10^{-7}mol/L、1×10^{-6}mol/L、3×10^{-6}mol/L。

（2）记录每次加药后平滑肌槽中组胺的终浓度及相应回肠环张力“最大值”(g)。

6.测定苯海拉明对组胺回肠平滑肌作用的pA_2

（1）加入1×10^{-6}mol/L苯海拉明溶液20μL，使其终浓度为1×10^{-9}mol/L。

（2）稳定10min后，重复测定组胺对回肠平滑肌的收缩实验，但将每次加入的组胺溶液浓度上调一级，即依次加入1×10^{-4}mol/L组胺溶液4μL、14μL、40μL、140μL、400μL，使该药物在溶液中的终浓度分别为3×10^{-8}mol/L、1×10^{-7}mol/L、3×10^{-7}mol/L、1×10^{-6}mol/L、3×10^{-6}mol/L。

（3）记录每次加药后平滑肌槽中组胺的终浓度及相应回肠环张力“最大值”(g)。

7.测定苯海拉明对组胺收缩回肠作用的IC_{50}

（1）加入1×10^{-4}mol/L组胺溶液60μL，使其终浓度为3×10^{-7}mol/L，观察回肠环张力变化，待回肠环张力达到最大并开始下降时，读取该最大值。

（2）间断冲洗标本3次后，加入10mL台式液平衡20min左右，同时加入1×10^{-6}mol/L苯海拉明溶液20μL，使其终浓度为1×10^{-9}mol/L，待回肠环张力稳定后，再加入1×10^{-4}mol/L组胺溶液60μL，使其终浓度为3×10^{-7}mol/L，观察回肠环张力变化，待回肠环张力达到最大并开始下降时，读取该最大值。

（3）间断冲洗标本3次后，加入10mL台式液平衡20min左右，依次加入1×10^{-6}mol/L苯海拉明溶液20μL、60μL、200μL、600μL，重复（2）中操作直至回肠环张力的最大值低于（1）中最大值的一半。记录每次加药后平滑肌槽中苯海拉明的终浓度及相应回肠张力最大值（g）。

8.计算 pD_2、pA_2 和 IC_{50} 值。

【实验结果】

记录实验结果 pD_2、pA_2 和 IC_{50} 值，并绘制组胺的量效关系曲线。

【注意事项】

1.勿过度牵拉肠管。

2.在测定苯海拉明对组胺收缩回肠作用的 IC_{50} 实验中，不能更换平滑肌槽中的台式液。

3.加药时勿滴在线及管壁上，应将药液直接滴在液面上。加药时要及时、准确。

4.离体空肠标本与换能器的连线不要触及浴管壁。

【思考题】

1.什么是量效关系？测定量效关系有何意义？

2.拮抗药（竞争性和非竞争性）与激动药并用时，激动药的量效曲线有何变化？

第二节　不同给药途径对药物作用的影响

药物自给药部位进入血液循环后发挥作用。不同的给药途径，会导致药物的吸收速率不同。如静脉给药起效最快，吸入给药次之，然后依次是舌下给药、直肠给药、肌内注射、皮下注射、口服给药等。皮肤表面吸收程度最差，只有脂溶性高的药物才可以被有效吸收，因此经皮肤给药起效最慢。对于给药途径，我们应根据病情轻重缓急有选择性地进行给药。例如对于危重急症应选用静脉推注或静脉滴注；而对于一些首过效应较高的药物，则可以选用舌下含服方式给药。

不同的给药途径，也会使得药物的药理作用存在差异。有些药物如庆大霉素注射液是以硫酸盐形式存在的水溶液，它具有较高的解离度，在胃肠道几乎不被吸收。这一特点使该药在胃内保持较高的浓度。由于其具有一定的抗菌作用，因此口服给药时对急性肠炎、急性腹泻、慢性胃炎、消化性溃疡均有较好的治疗作用；以注射方式给药时则可作为抗生素发挥作用，但却有一定的耳毒性和肾功能损害作用。

从上述例子中也可以看出药物的剂型决定了药物的给药方式，这是由药物的理化性质决定的，不能随意改变。如鱼腥草针剂，注射剂载药量低，口服后又会受到体内消化酶和酸碱度的影响，因此口服给药很难发挥药效。又如有的患者慢性胆囊炎急性发作后，自行口服硫酸镁注射液，结果病情非但没有缓解，反而引起了严重的腹泻，造成患者巨大的痛苦。关于这一例子会在实验 3-5 中通过验证性实验进行详细讲解。

因此，给药途径不同使药物的吸收速率和药理作用存在区别。因此在使用药物时应按照药物本身的剂型或遵照医嘱用药，这样才可以避免出现因药物使用不当带来的问题。

实验 3-4　不同给药途径对尼可刹米作用的影响

【实验目的】

观察尼可刹米不同给药途径对小鼠的影响。

【实验原理】

尼可刹米为呼吸中枢兴奋药，既可以直接兴奋延髓呼吸中枢，也可通过刺激颈动脉体和主动脉体化学感受器，反射性兴奋呼吸中枢，提高呼吸中枢对 CO_2 的敏感性，使呼吸加深加快。尼可刹米选择性较高，对大脑和脊髓的兴奋作用较弱，比其他中枢兴奋药安全，不易引起惊厥。其在临床中适用于吗啡中毒、麻醉药中毒的急救等。给药途径为皮下注射或者静脉注射。其口服、注射吸收好，对其他器官无直接兴奋作用，作用温和、短暂，安全范围大，但剂量过大可引起惊厥。本实验通过观察尼可刹米不同给药途径对小鼠的影响，探讨不同给药途径对药物起效速度的影响。

【实验材料】

1. 实验动物：ICR 小鼠 6 只，雌雄各半，体重 18～22g。

2. 实验药品：20mg/mL 尼可刹米溶液。

3. 实验器材：1mL 注射器，灌胃器。

【实验方法】

1. 取体重相近的 ICR 小鼠 6 只，随机分为 3 组，每组 2 只，分别称重编号。

2. 对各鼠进行一般药理学观察，如毛色、活动情况等指标。

3. 按药理学实验设计原则依次随机给药。小鼠的 3 个组别分别为灌胃组、皮下组和腹腔组。灌胃组给予尼可刹米 2mg/10g（0.1mL 尼可刹米溶液/10g）；皮下组皮下注射给予尼可刹米 2mg/10g（0.1mL 尼可刹米溶液/10g）；腹腔组腹腔注射给予尼可刹米 2mg/10g（0.1mL 尼可刹米溶液/10g）。

4. 分别记录给药时间、动物反应及潜伏期（从给药到首次出现惊厥的时间间隔），将实验结果填入表 3-3 内。若动物出现死亡，也需进行备注。比较各组动物的潜伏期及相关结果。

【实验结果】

将实验结果记录在表 3-3 内。

表 3-3　不同给药途径对尼可刹米作用的影响

鼠号	体重	给药途径	给药剂量	作用潜伏期	动物反应	是否死亡

【注意事项】

1. 药物必须准确注射到腹腔。正确掌握小鼠灌胃的基本技术。

2. 做不同给药途径的实验时，给药量要准确、相同。

3. 注意观察小鼠所出现反应的严重程度和发生快慢。尼可刹米注射后出现反应较快，应记录惊厥出现的潜伏期（从给药至第一次惊厥的时间）

4. 小鼠兴奋的表现：鼠尾上翘，活动增加，跳跃。

5. 小鼠惊厥的表现：小鼠出现前肢抬起，搔抓样运动，随后出现阵挛性惊厥，随后倒地，保持倒地姿势 1～2min；再次发作时，以剧烈奔跑开始，接着便出现阵挛性惊厥。

【思考题】

1. 观察不同给药途径对药物作用的影响有何临床意义？

2. 不同给药途径为什么会影响药物作用出现的时间？

实验 3-5　不同给药途径对戊巴比妥钠作用的影响

【实验目的】

观察戊巴比妥钠不同给药途径对小鼠的影响。

【实验原理】

戊巴比妥钠为镇静催眠药及抗惊厥药，具有一定的中枢抑制作用。其作用时间为 3～6h，药理作用呈现一定的剂量依赖性。在实验室中常可作为麻醉药使用，也可作为工具药，用于评价另一种药的作用。本实验通过观察戊巴比妥钠不同给药途径对小鼠的影响，探讨给药途径对药物起效速度的影响。

【实验材料】

1. 实验动物：ICR 小鼠 6 只，雌雄各半，体重 18～22g。

2. 实验药品：1%戊巴比妥钠溶液。

3. 实验器材：1mL 注射器，灌胃器。

【实验方法】

1. 取体重相近的 ICR 小鼠 6 只，随机分为 3 组，每组 2 只，分别称重编号。

2. 对各鼠进行一般药理学观察，如毛色、活动情况等指标。

3. 按药理学实验设计原则依次随机给药。小鼠的 3 个组别分别为灌胃组、皮下组和腹腔组。灌胃组灌喂给予 1%戊巴比妥钠溶液 0.1mL/10g；皮下组皮下注射给予 1%戊巴比妥钠溶液 0.1mL/10g；腹腔组腹腔注射给予 1%戊巴比妥钠溶液 0.1mL/10g；

4. 分别记录给药时间、动物反应及潜伏期（即从给药到动物翻正反射消失的时间），比较各组动物的潜伏期。

【实验结果】

将实验结果记录在表 3-4 内。

表 3-4　不同给药途径对戊巴比妥钠作用的影响

鼠号	体重	给药途径	给药剂量	作用潜伏期

【注意事项】

1. 药物必须准确注射到腹腔，正确掌握小鼠灌胃的基本技术。

2. 做不同给药途径的实验时，给药量要准确。

【思考题】

请比较各种给药途径的优缺点，并说明给药途径不同为何会影响药物的作用。

实验 3-6　不同给药途径对硫酸镁作用的影响

【实验目的】

观察同等剂量的硫酸镁不同给药途径的不同药理作用。

【实验原理】

硫酸镁灌胃给药具有泻下作用，这是因为硫酸镁灌胃后很难被吸收，但是却可以在肠腔内形成高渗溶液，这种高渗环境可以减少水分吸收，增大肠内容积，刺激肠壁，从而刺激肠道使其蠕动加快，产生泻下作用。然而，硫酸镁肌内注射会产生肌肉松弛作用，注射给药会产生降压作用或抗惊厥作用，这是因为硫酸镁中的镁离子可以特异性地竞争钙离子的结合位点，具有钙拮抗作用，从而抑制神经化学传递和骨骼肌收缩。

本实验通过观察硫酸镁不同给药途径对小鼠的影响，探讨不同给药途径对药物药理作用的影响。

【实验材料】

1. 实验动物：ICR 小鼠 4 只，雌雄各半，体重 18～22g。

2. 实验药品：10％硫酸镁溶液。

3. 实验器材：1mL 注射器，灌胃器。

【实验方法】

1. 取体重相近的 ICR 小鼠 4 只，随机分为 2 组，每组 2 只，分别称重编号。

2. 对各鼠进行一般药理学观察，如毛色、活动情况等指标。

3. 按药理学实验设计原则依次随机给药。小鼠的 2 个组别分别为灌胃组和腹腔组。灌胃组灌喂给予 10％硫酸镁 0.2mL/10g；腹腔组腹腔注射给予 10％硫酸镁 0.2mL/10g。

4. 分别记录给药时间、动物反应的情况，如肌张力正常或松弛，大小便是否正常，是否出现腹泻。

【实验结果】

将实验结果记录在表 3-5 内。

表 3-5　不同给药途径对硫酸镁作用的影响

鼠号	体重	给药途径	给药剂量	给药后反应	潜伏期

【注意事项】

当小鼠静止不动时，肌松现象不明显，因此在操作过程中，请密切留意硫酸镁的肌松作用。

【思考题】

请以硫酸镁为例，叙述药物给药途径对药物作用的影响。

第三节　肝功能损害对药物作用的影响

实验 3-7　四氯化碳致肝功能损害对戊巴比妥钠作用的影响

【实验目的】

1. 观察肝功能状态对药物作用的影响。

2. 学习筛试肝功能保护药的方法。

【实验原理】

四氯化碳是一种对肝细胞有严重毒害作用的化学物质。大剂量应用于动物可致其中毒性肝炎，使肝脏解毒功能降低。故常用之制作中毒性肝炎的动物模型以观察肝功能状态对药物作用的影响并筛试肝功能保护药。本实验通过观察戊巴比妥钠对小鼠睡眠时间影响，探究四氯化碳造成肝损伤的方法，观察肝功能状态对药物作用的影响。

【实验材料】

1. 实验动物：ICR 小鼠 8 只，雌雄各半，体重 18～22g。

2. 实验药品：50g/L 四氯化碳溶液、2.5g/L 戊巴比妥钠溶液、谷草转氨酶试剂盒、肝素、生理盐水。

3. 实验器材：鼠笼、天平、注射器（1mL）、组织剪、离心管、其他手术器械。

【实验方法】

1. 取健康小鼠 8 只，称重、标记、编号后，4 只腹腔注射四氯化碳 5mg/10g（按 0.1mL 50g/L 四氯化碳溶液/10g 给药），造成肝损伤害；4 只腹腔注射生理盐水 0.1mL/10g 作正常对照。

2. 48h 后腹腔注射戊巴比妥钠 0.5mg/10g（按 0.2mL 2.5g/L 戊巴比妥钠溶液/10g 给药），观察动物反应。记录各鼠翻正反射消失的潜伏时间（即从腹腔注射该药到翻正反射消失时的间隔时间）。

3. 小鼠麻醉过程中，小鼠腹主静脉取血，血液置于肝素化的离心管中，备用，以测量小鼠血浆谷草转氨酶。

4. 颈椎脱臼处死，剖取肝脏比较两组肝脏大小、颜色及充血程度。

5. 将小鼠全血离心（转速 3000r/min，离心 10min），取上清液，置于另一个离心管中，备用。按试剂盒说明书操作，测定小鼠血浆谷草转氨酶。

【实验结果】

将实验结果记录在表 3-6 内。

表 3-6 肝脏功能对药物作用的影响

鼠号	体重	睡眠潜伏期	肝脏状态	谷草转氨酶含量

【注意事项】

1. 如果该实验在温度较低的室内进行，那么需要保持小鼠温暖，否则取血较为困难。

2. 比较正常及病变小鼠肝脏外观时请留意小鼠肝脏的大小、体积和颜色。CCl_4 中毒的小鼠肝脏可能产生肿大、红色充血，或呈现灰黄色，用手触摸时会产生一定的油腻感。

【思考题】

肝脏功能状态对药物会产生什么样的影响，这种影响具有什么样的临床意义？

第四节　肾功能损害对药物作用的影响

肾脏是人体重要器官之一，对调节和维持人体内环境的稳定有重要作用。当各种病因引起肾脏的泌尿功能在短期内急剧下降时，机体内环境将会发生严重紊乱，临床表现有尿量和尿成分的变化、氮质血症、高钾血症和代谢性酸中毒。其发病机制主要与肾血液灌流减少、肾小管阻塞、肾小管原尿返漏等因素有关。

氯化汞被机体吸收后，可损伤肾小管上皮细胞，使肾脏排泄功能降低，尿量明显减少，甚至无尿。常用之制备肾功能不全的动物模型和筛试抗肾病新药。亦可用之观察肾功能不全时经肾排泄药物的毒性反应。

实验 3-8　肾功能损害对硫酸镁的影响

【实验目的】

1. 观察肾功能损伤对硫酸镁作用的影响。
2. 学习制作肾功能不全的动物模型及筛试抗肾病药的方法。

【实验原理】

注射硫酸镁具有骨骼肌松弛作用，主要经肾排泄。本实验以硫酸镁为工具药，学习氯化汞造成肾损伤的方法，观察肾功能状态对药物作用的影响。

【实验材料】

1. 实验动物：ICR 小鼠 6 只，雄性，体重 10～12g。
2. 实验药品：0.3%氯化汞溶液、20%硫酸镁溶液、生理盐水。
3. 实验器材：鼠笼、天平、注射器（1mL）、手术器械等。

【实验方法】

1. 取小鼠 6 只，将小鼠根据体重分层随机分成空白对照组和模型组，每组 3 只小鼠。空白对照组小鼠腹腔注射生理盐水 0.2mL/10g，模型组小鼠腹腔注射氯化汞 0.06mg/10g（按 0.2mL 0.3%氯化汞溶液/10g 给药）。
2. 24h 后，两组小鼠均皮下注射硫酸镁溶液 4.0mg/10g（按 0.2mL 20%硫酸镁溶液/10g 给药），观察两组的动物反应。
3. 实验结束后将小鼠处死，取出肾脏，肉眼比较两组动物肾脏的病理改变，包括肾外观及纵切后肾皮质、髓质的差别（如颜色、充血等）。

【实验结果】

将实验结果记录在表 3-7 内。

表 3-7　肾功能对药物作用的影响

鼠号	体重	肾脏状态

【注意事项】

1. 本实验应尽量选用幼年小鼠，以保证实验结果。

2. 氯化汞中毒的小鼠肾脏常常肿大，纵切面观察可见肾脏皮质部较为苍白，而肾脏的髓质部则偏红，呈现一定的充血现象。

【思考题】

肾脏损伤后，对注射硫酸镁的药理作用有何影响？

实验 3-9 肾功能损害对卡那霉素的影响

【实验目的】

1. 观察肾功能损伤对卡那霉素作用的影响。

2. 学习制作肾功能不全的动物模型及筛试抗肾病药的简单方法。

【实验原理】

卡那霉素主要的排泄器官为肾脏，因此肾脏的功能会影响卡那霉素的代谢。本实验以硫酸镁为工具药，学习氯化汞造成肾损伤的方法，观察肾功能状态对药物作用的影响。

【实验材料】

1. 实验动物：ICR 小鼠 6 只，雄性，体重 10～12g。

2. 实验药品：0.3%氯化汞溶液、20mg/mL 卡那霉素溶液、生理盐水。

3. 实验器材：鼠笼、天平、注射器（1mL）、手术器械。

【实验方法】

1. 取小鼠 6 只，将小鼠根据体重分层随机分成空白对照组和模型组，每组 3 只小鼠。空白对照组小鼠腹腔注射生理盐水 0.2mL/10g，模型组小鼠腹腔注射氯化汞 0.06mg/10g（按 0.2mL 0.3%氯化汞溶液/10g 给药）。

2. 24h 后，两组小鼠均腹腔注射 20mg/mL 卡那霉素溶液 0.2mL/10g，观察两组的动物反应。观察两组小鼠的骨骼肌张力，四肢运动及呼吸状态。并讨论其原因。

3. 给药 15min 后，将小鼠处死，取出肾脏，肉眼观察，比较两组动物肾脏的病理改变，包括肾外观及纵切后肾皮质、髓质的差别（如颜色、充血等）。

【实验结果】

将实验结果记录在表 3-8 内。

表 3-8 肾功能对药物作用的影响

鼠号	体重	小鼠活动状态	肾脏状态

【注意事项】

1. 本实验应尽量选用幼年小鼠，以保证实验结果。

2.注射氯化汞中毒的小鼠肾脏常常肿大，纵切面观察可见肾脏皮质部较为苍白，而肾脏的髓质部则偏红，呈现一定的充血现象。

【思考题】

肾脏功能状态对药物会产生什么样的影响？这种影响具有什么样的临床意义？

实验 3-10 肾功能损害相关指标的判定

【实验目的】

1.复制中毒性肾功能衰竭的动物模型。

2.观察急性肾功能衰竭时家兔出现的各种功能代谢变化，进一步探讨急性肾功能衰竭发生的机制。

【实验原理】

酚红主要经过肾脏排泄，当肾功能受损时，酚红的排血速率会减慢，其代谢过程也会发生改变。酚红为一种指示剂，可用作反映肾小管功能。它对人体无害，注入体内后大部分经肾小管排泄，测定其最早出现于尿中的时间及在规定时间内的排泄总量，可以反映肾小管功能。本实验通过观察急性肾功能衰竭时家兔出现的各种功能和代谢变化，探讨急性肾功能衰竭发生的机制。

【实验材料】

1.实验动物：雄性家兔，体重 2.0～2.5kg。

2.实验药品：1%氯化汞溶液、25%乌拉坦溶液、6mg/mL 酚红溶液、20%葡萄糖溶液、肝素、生理盐水、液体石蜡、10%醋酸、pH2.0 磷酸盐-NaOH 缓冲液、10% NaOH 溶液肌酐、0.1mol/L 盐酸、蒸馏水、氯仿。

3.实验器材：颈静脉细软管、导尿管、离心机、手术器械、注射器、离心管、移液器、试管、试管夹、酒精灯、肌酐试剂盒。

【实验方法】

1.取家兔分为 2 组，一组肌内注射 1% $HgCl_2$ 溶液（1.2mL/kg）作为模型组，另一组肌内注射等体积生理盐水作为对照组。给予充足的饮水以保证第二天实验顺利进行。

2.48h 后取上述两组家兔分别称重，用 25%乌拉坦溶液按 1g/kg 耳缘静脉注射，麻醉后仰卧固定于兔手术台上。

3.用液体石蜡润滑导尿管，将导尿管沿家兔尿道轻轻插入膀胱，轻轻按压膀胱，排出残余尿液，备用。收集 1h 尿液，换算成每分钟排尿量。

4.家兔耳缘静脉注射 6mg/mL 酚红溶液 0.4mL/kg，开始计时。耳缘静脉注射 20%高渗葡萄糖溶液 20mL。分别于注射酚红后的 30min、60min 收集尿液。

5.将每次收集的尿液置于烧杯中，加入 10%NaOH 溶液 5mL，加水定容至 500mL，混合均匀。从溶液中取 10mL 置于试管中，与标准管对比，得出不同时间酚红排除率。

6.尿蛋白定性实验：将收集的尿液置于试管中，用试管夹夹取试管置于酒精灯上加热至沸腾，继续加热至尿液变浑浊，其浑浊为无机盐所致。加入 10%醋酸 3～5 滴，如浑浊不退则判定为尿蛋白定性实验阳性，如加醋酸后尿液变清，则判定为尿蛋白定性实验阴性。若尿蛋白定性实验为阳性反应，与表 3-9 尿蛋白定性标准对比判定结果。

表 3-9　尿蛋白定性标准

符号	尿液性质	可能含蛋白量的量(每 100g 尿液中)
－	尿液清晰不显浑浊	不含蛋白质
＋	尿液出现轻度白色浑浊，呈白雾状	含蛋白质 0.01～0.05g
＋＋	尿液呈颗粒浑浊	含蛋白质 0.05～0.2g
＋＋＋	尿液呈絮状浑浊	含蛋白质 0.2～0.5g
＋＋＋＋	尿液呈块状浑浊	含蛋白质＞0.5g

7. 剔除颈部的毛，沿颈部正中切开。分离颈静脉，将充满肝素的细软管插入颈静脉中，取 2mL 血液置于肝素化的离心管内，3000r/min 离心 10min，取上清液置于 4℃冰箱备用。

8. 按试剂盒说明书测定血清及尿肌酐含量。制备肌酐标准贮备液（100mg/dL）：精确称取肌酐 100mg，以少量 0.1mol/L 盐酸溶解并移入 100mL 容量瓶内，再以 0.1mL 盐酸稀释至刻度，置冰箱保存。

制备肌酐标准反应液（2mg/dL）：准确吸取肌酐标准贮备液 2.0mL 移入 100mL 容量瓶内，用蒸馏水稀释至刻度，加氯仿数滴防腐（或每周新配）。

取尿液 1mL，用蒸馏水稀释 100 倍备用，按表 3-10 中各溶液加入量分标准管、测定管、空白管测定肌酐含量。

表 3-10　肌酐测定操作步骤各取液量

液体	标准管/mL	测定管/mL	空白管/mL
血清或稀释尿	—	0.6	—
肌酐标准反应液	0.6	—	—
蒸馏水	—	—	0.6
50mmol/L 苦味酸	2.4	2.4	2.4

充分混匀各试管内液体，静置 5min，2000r/min 离心 10min，取上清液分别置于另一支试管内。分别加入 pH12.0 磷酸盐-NaOH 缓冲液 0.6mL。充分混合置于 37℃水浴，20min 后取出，导入比色皿中，蒸馏水调零，紫外分光光度计在波长 525nm 处读取吸光度，计算肌酐含量。

9. 各指标测定结束后，处死实验动物，取出两侧肾脏，观察肾脏大小、颜色。将肾脏沿肾之凸面中部作一水平切面，深达肾盂，将两组兔肾脏进行比较。

【实验结果】

肌酐含量的计算：

$$\text{肌酐(mg/dL)}=\frac{(\text{测定管光密度}-\text{空白管光密度})\times 2}{(\text{标准管光密度}-\text{空白管光密度})}$$

$$\text{内生肌酐清除率}=\frac{\text{尿中肌酐含量}}{\text{血中肌酐含量}}$$

设计表格，将结果填入其中。

【注意事项】

1. 尿道插管动作尽量轻柔，插管时若遇阻力，不可强插，应拔出重插。

2. 实验器材必须保持清洁，以减少误差，所有操作按实验要求严格进行。

3. 吸取酚红溶液的量一定要准确。

4. 做尿蛋白定性实验时加热谨防管内尿液喷出伤人。

【思考题】

联系实验结果，分析急性肾功能衰竭少尿期机体主要机能代谢变化及发生机制。

实验 3-11　肾功能损害对酚红代谢的影响

【实验目的】

1. 观察酚红在体内随时间变化的代谢规律。

2. 观察肾功能损伤对酚红在体内随时间变化的代谢规律的影响。

【实验原理】

药物在体内转运和转化的速率主要有两种类型，即零级动力学消除和一级动力学消除。酚红在体内呈一级动力学消除过程，即体内药物在单位时间内消除的药物百分率不变。酚红经静脉注射后迅速分布全身，其血浆浓度与各器官之间保持动态平衡。家兔肾功能受损后，酚红的排泄速率将会减慢，与消除有关的常数也将发生改变。本实验通过观察酚红在体内随时间变化的代谢规律，研究肾功能损害对酚红代谢的影响。

【实验材料】

1. 实验动物：雄性家兔 6 只，体重 2.0～2.5kg。

2. 实验药品：1%氯化汞溶液、25%乌拉坦溶液、6mg/mL 酚红溶液、肝素、稀释液（0.9%NaCl 溶液 29mL＋1mol/L NaOH 溶液 1mL）。

3. 实验器材：紫外分光光度计、离心机、离心管、手术器械、颈静脉细软管、5mL EP 管、涡旋器、移液枪。

【实验方法】

1. 取家兔 6 只，将家兔根据体重分层随机分成空白对照组和模型组，每组 3 只。模型组家兔肌内注射 1%氯化汞溶液（1.2mL/kg），空白对照组家兔肌内注射同体积生理盐水。

2. 48h 后，取对照组和模型组家兔各 1 只，称重，用 25%乌拉坦溶液 1g/kg 耳缘静脉注射，麻醉后仰卧固定于兔手术台上。

3. 去除颈部的被毛，沿颈部正中切开。分离颈静脉，将充满肝素的细软管插入颈静脉中，结扎固定。其余家兔按同样方法进行手术操作。

4. 家兔耳缘静脉注射 6mg/mL 酚红溶液 0.4mL/kg。分别于注射后的 2min、5min、10min、15min、20min、25min 从颈静脉取血 2mL，置于肝素化的 EP 管内，3000r/min 离心 10min，取上清液 0.2mL，置于试管中，加稀释液 3mL，涡旋振荡混合均匀，紫外分光光度计设定波长 520nm，蒸馏水调零，测定各管吸光度。

【实验结果】

根据吸光度值计算各管酚红的血浆药物浓度，将结果填入表 3-11 中，并绘制酚红的血药浓度随时间变化曲线。

表 3-11 给药后不同时间的酚红血药浓度

时间 t/min	吸光度	酚红血药浓度/(mg/mL)	$\ln C$
2			
5			
10			
15			
10			
25			

注：$\ln C$ 为某 t 时间酚红血药浓度的自然对数。

【注意事项】

1. 因手术不能同时完成，所以在复制模型过程中应该严格按照计划时间完成，所有家兔不能与同一时间注射氯化汞，应根据手术时间分期进行。

2. 实验过程应严格控制时间，如某一时间无法取出血液，则应取下一个时间点的血液。

3. 实验过程防止出现血液凝固。

4. 血液移取过程应注意移取量的准确性。

【思考题】

肾功能损伤对酚红的代谢过程具有什么样的影响，请分析其原因。

第五节 药物体外 IC_{50} 的测定

实验 3-12 MTT 法测定药物体外 IC_{50} 值

【实验目的】

1. 学习细胞存活率检测方法。

2. 学习 IC_{50} 曲线绘制方法。

【实验原理】

癌细胞生长具有一定的自主性，通常可以在体外建立具有无限增殖能力的细胞系。因此在体外筛选实验中，癌细胞系具有周期短、用药量少等优点，在抗肿瘤药物体外筛选实验中是非常常见。

MTT 法又称 MTT 比色法，它是一种用于检测细胞生长、增殖和存活的方法。MTT 即四氮唑，作为一种接受氢离子的染料，其外观呈黄色，其作用部位在活细胞线粒体中的呼吸链。在活细胞线粒体中，外源性的 MTT 在细胞色素 C 和琥珀酸脱氢酶的共同作用下，可以被还原成为不溶于水的蓝紫色结晶，这种蓝紫色结晶称之为甲臜。在活细胞中，甲臜可以沉积在细胞中，而死细胞中却不能，通过这种方式就可以筛选出活细胞。由于甲臜不能溶于水，在本实验中，通过二甲基亚砜（DMSO）溶解细胞中的甲臜，用酶标仪在波长 570nm 处测定其吸光度值，从而定量检测细胞的存活率。

IC_{50} 即半数抑制浓度，通常指在体外实验中药物抑制细胞生长（或病毒复制等）50% 时所需要的浓度。一个药物的 IC_{50} 值越低，表明药物对细胞的毒性也就越大。IC_{50} 值通常是在绘制了 IC_{50} 曲线后，根据曲线推测而得的。在本实验中，以在 MTT 法中得到的实验结果，计算药物的体外 IC_{50} 值。

在计算的过程中最为常见的就是通过计算软件如 Excel 对结果进行计算，以药物浓度为横坐标，药物的抑制率为总坐标，可以得到回归方程。当 y 值为 50%，可以求取 x 值，即药物的体外 IC_{50} 值。

【实验材料】

1. 实验药品：MTT、DMSO、培养基（胎牛血清或小牛血清）、缓冲液（Hanks 液或 PBS 缓冲液）、0.25%胰蛋白酶-0.02% EDTA 混合消化液、青霉素-链霉素双抗溶液。

2. 实验仪器：CO_2 培养箱、超净工作台、酒精灯、倒置显微镜、离心机、酶标仪、超声振荡器、培养瓶、细胞计数板、15mL 离心管、EP 管、96 孔培养板。

【实验方法】

1. 选用处于对数生长期的细胞，进行胰酶消化，使之均匀分散成单个细胞悬液。

2. 采用细胞计数板进行细胞计数，加入一定的培养基，将细胞配成 0.5×10^4/mL 的细胞悬液。

3. 将该浓度的细胞悬液接种于 96 孔板上，每孔 200μL。细胞加好后，轻轻晃动培养板使细胞分散均匀，然后在周围一圈孔中加入 200μL 缓冲液，在显微镜下观察后，置入培养箱中。

4. 培养箱中培养 24h 后，按一定比例配制待测药物，备用。

5. 取出 96 孔板，弃掉培养基，加入缓冲液冲洗。然后按组别加入新鲜配制的含待测药物的培养基，对照组加入等体积的培养基，每组设 5 个平行孔。放入培养箱中培养 3～5d。

6. 取出 96 孔板，弃掉培养基，每孔加入新鲜配制的含 0.2mg/mL MTT 的无血清培养基 200μL，放入培养箱中继续培养 4h。

7. 吸出上清液，每孔加入 200μL DMSO，放在超声振荡器上振荡 1min，混匀。酶标仪调节波长 570nm，测定吸光度值。以药物浓度为横坐标，药物抑制率为纵坐标，得到回归方程。

【实验结果】

根据药物的吸光度值计算药物对细胞生长的抑制率。

$$细胞生长抑制率(\%)=(1-A_{实验组}/A_{对照组})\times100\%$$

以同一样品的不同浓度对生长曲线抑制率作图，并得到回归方程，求算 IC_{50} 值。

【注意事项】

1. 在本实验中，活细胞数应与吸光度值呈线性关系，因此最好选用对数生长期的细胞。如细胞生长太慢，则细胞数少；如生长太快，则吸光度值与细胞数可能不会呈现线性关系，将影响实验结果。

2.实验的结果与甲臜的生成有关，其不仅与活细胞数密切相关，也与作用时间密切相关，因此，当多次做本实验时，应严格控制 MTT 的作用时间。同时在做本实验时，如果样本量较多，在实验前应根据药理实验的对照原则规划好时间，防止在实验过程中，吸光度值随着时间发生变化。

第四章 系统药理学实验

第一节 传出神经系统药理学实验

传出神经系统包括植物性神经系统和运动神经系统。植物性神经系统（vegetative nervous system）也称自主神经系统（autonomic nervous system），主要支配心肌、平滑肌和腺体等效应器；运动神经系统则支配骨骼肌。当神经冲动达到神经末梢时，在突触部位从末梢释放出化学传递物，称为递质（transmitter）。通过递质作用于次一级神经元或效应器的受体（receptor）发生效应，从而完成神经冲动的传递过程。作用于传出神经系统的药物主要是在突触部位影响递质或受体而发挥作用。

实验 4-1　阿托品和毛果芸香碱对家兔腺体分泌作用的影响

【实验目的】

1. 观察毛果芸香碱和阿托品对家兔腺体分泌作用的影响。
2. 练习家兔捉拿法及常见给药方法。

【实验原理】

阿托品可与乙酰胆碱竞争副交感神经节后纤维突触后膜的乙酰胆碱 M 受体，从而拮抗过量乙酰胆碱对突触后膜刺激所引起的毒蕈碱样症状和中枢神经症状。常用于抑制腺体分泌、扩大瞳孔、调节睫状肌痉挛、解除肠胃和支气管等平滑肌痉挛。

毛果芸香碱选择性直接作用于乙酰胆碱 M 受体，对汗腺和唾液腺作用最为明显，可增加泪液、胃液、胰液、肠液及呼吸道黏膜细胞分泌。

本实验通过使用乌拉坦溶液将家兔经耳缘静脉给药麻醉后固定，分别耳缘静脉注射 1% 硫酸阿托品溶液、肌内注射 1% 毛果芸香碱溶液，观察口鼻分泌物情况，研究阿托品和毛果芸香碱对腺体分泌作用。

【实验材料】

1. 实验动物：家兔 1 只，体重 2.0～2.5kg。

2. 实验药品：1%毛果芸香碱溶液、1%硫酸阿托品溶液、10%乌拉坦溶液。

3. 实验器材：兔手术台、注射器、电子秤等。

【实验方法】

1. 将覆盖在兔耳静脉皮肤上的毛剪去，用手指轻弹血管或略加搓揉，使兔耳血流增加，并在耳根将耳缘静脉压迫，以使其血管怒张。用左手食指和中指夹住静脉近心端，拇指和小指夹住耳缘部分，以左手无名指和小指放在耳下作垫，待静脉充盈后，右手持注射器使针头由静脉末端刺入，顺血管方向向心端刺 1～1.5cm，放松左手拇指和食指对血管的压迫，右手缓慢注射 10%乌拉坦溶液 10mL/kg，使家兔麻醉。

2. 待家兔麻醉后仰位固定于兔手术台，观察口鼻分泌物情况，选择肌肉丰富的臀部和颈侧的厚重肌肉部位，经剪毛消毒后，将针头垂直刺入兔的肌肉适当深度，回抽注射器活塞无回血后注射 1%毛果芸香碱溶液 5mL/kg，观察口鼻分泌物有何变化。

3. 当作用明显后，再在耳缘静脉注射 1%硫酸阿托品溶液 0.5mL/kg，观察口鼻分泌物情况，并将结果填入表 4-1 内。

【实验结果】

表 4-1 阿托品和毛果芸香碱对家兔腺体分泌作用的影响

观察指标	正常时	肌内注射 1%毛果芸香碱溶液后	静脉注射 1%硫酸阿托品溶液后
口鼻分泌物			

【注意事项】

1. 测量瞳孔时，光照强度及角度需前后一致。

2. 滴药时应按压鼻泪管，以防药液进入鼻腔，经鼻黏膜吸收。

【思考题】

1. 毛果芸香碱和阿托品对腺体分泌的作用机制。

2. 应用阿托品时如何做好用药护理？

实验 4-2 传出神经系统药物对家兔血压的影响

【实验目的】

1. 掌握传出神经系统药物对家兔动脉血压的影响以及药物间的相互作用，分析药物对受体的作用。

2. 熟悉动物血压的记录方法。

【实验原理】

利用直接测定血压的方法，插入颈总动脉的动脉插管与压力换能器构成抗凝密闭系统，从与压力换能器相连的 BL-410 生物机能实验系统可读出血压值。

本实验通过使用乌拉坦溶液将家兔经耳缘静脉给药麻醉后固定，通过耳缘静脉给予 6 组不同的药物溶液，观察每次给药后的血压和心电图的变化并分析其变化的原理。

【实验材料】

1. 实验动物：家兔 1 只，体重 2.0～2.5kg。

2. 实验药品：生理盐水、0.1mg/mL（0.01%）和0.01mg/mL（0.001%）盐酸肾上腺素溶液、0.1mg/mL（0.01%）和0.01mg/mL（0.001%）重酒石酸去甲肾上腺素溶液、0.05mg/mL（0.005%）硫酸异丙肾上腺素溶液、10mg/mL（1%）甲磺酸酚妥拉明溶液、10mg/mL（1%）硫酸阿托品溶液、1mg/mL（0.1%）盐酸普萘洛尔溶液、5mg/mL（0.5%）盐酸麻黄碱溶液、0.5mg/mL（0.05%）甲基硫酸新斯的明溶液、0.01mg/mL（0.001%）和0.05mg/mL（0.005%）氯化乙酰胆碱溶液、0.1mg/mL（0.01%）硝酸毛果芸香碱溶液、30mg/mL（3%）戊巴比妥钠溶液、200mg/mL（20%）乌拉坦溶液、0.5%的肝素生理盐水。

3. 实验器材：兔解剖台、电子秤、BL-410生物机能实验系统、压力换能器、三通阀、动脉夹、动脉插管、静脉输液装置（一套）、注射器（1mL 15个、20mL 1个）、玻璃分针、手术线、纱布块、胶布、手术器械（剪刀2把、止血钳4把等）、烧杯等。

【实验方法】

1. 将压力换能器插头连到相应通道的输入插孔（如第2通道记录时插入插孔2），压力腔内充满生理盐水，排除气泡，经三通与动脉导管相连。

2. 开机并启动BL-410生物机能实验系统。设定该记录通道的“信号选择”为“压力”，并在换能器无负荷（换能器的压力腔与大气相通，使输入为零）的情况下“自动调零”。

3. 根据换能器的灵敏度设定该通道的“增益”，一般设在1/2或1mV/cm挡。

4. 家兔称重、麻醉及固定：将家兔称重，并按照5mL/kg的剂量经耳缘静脉注射20%乌拉坦溶液，待麻醉后仰位固定于兔解剖台上，用棉绳套住其上门齿，再系于实验台的铁柱上，使头颈部拉伸，同时将家兔四肢固定于实验台侧边，便于手术操作。

5. 建立静脉输液通道：由耳缘静脉入针，用胶布固定，静滴生理盐水，输液器与三通阀相连，以便给药。

6. 手术

（1）气管插管：颈前部正中备皮，以气管为标志，颈部正中切开皮肤5～6cm，用止血钳分离肌肉，暴露气管，在甲状软骨下气管环间剪一倒T形切口，插入气管插管，用粗线结扎固定，以保证呼吸通畅。

（2）动脉插管：分离左侧或右侧的颈总动脉3～4cm，备细线2根，结扎远心端，近心端用动脉夹夹闭，中间留有2cm左右长度。在靠近结扎线处用眼科剪剪一V形小口，向心脏方向插入充满肝素的动脉插管，用结扎线固定，并将两结扎线残端相连结扎，以防插管脱落。

7. 测血压

（1）信号选择：第2通道，压力，自动调零。

（2）显速：50mm/s。

（3）增益：1mV/cm。检查各三通阀连接牢固性及阀门方向，动脉插管情况，打开动脉夹，可见血液立即进入动脉插管，并见搏动。

根据血压波形，调整增益，以观察动脉波形。可在第2通道加标尺。待曲线稳定后，按Esc键，用方向键选“记录状态”，开始实验。

8. 给药、观察血压变化：先记录一段正常曲线，然后依次由耳缘静脉给予下列6组药物。每次给药后均注入生理盐水5mL，以冲洗管内残留药物。待血压恢复原水平或平稳后再给下一药物。观察每次给药后的血压和心电图的变化并分析其变化的原理。

（1）第1组拟肾上腺素药实验：①生理盐水5mL；②0.1mg/mL（0.01%）盐酸肾上腺素

溶液 0.1mL/kg；③0.1mg/mL（0.01%）重酒石酸去甲肾上腺素溶液 0.1mL/kg；④5mg/mL（0.5%）盐酸麻黄碱溶液 0.1mL/kg；⑤0.05mg/mL（0.005%）硫酸异丙肾上腺素溶液 0.1mL/kg。比较以上拟肾上腺素药的血压曲线特点，心率有何变化并分析其原理。

（2）第 2 组 α 受体阻断药实验：①0.01mg/mL（0.001%）盐酸肾上腺素溶液 0.2mL/kg；②10mg/mL（1%）甲磺酸酚妥拉明溶液 0.2mL/kg；③0.01mg/mL（0.001%）盐酸肾上腺素溶液 0.2mL/kg；④0.01mg/mL（0.001%）重酒石酸去甲肾上腺素溶液 0.2mL/kg。观察酚妥拉明对肾上腺素和去甲肾上腺素血压曲线的影响有何不同。

（3）第 3 组 β 受体阻断药实验：①0.05mg/mL（0.005%）硫酸异丙肾上腺素溶液 0.2mL/kg；②1mg/mL（0.1%）盐酸普萘洛尔溶液 0.2mL/kg；③0.05mg/mL（0.005%）硫酸异丙肾上腺素溶液 0.2mL/kg。观察并分析普萘洛尔对异丙肾上腺素血压曲线及心率的影响。

（4）第 4 组拟胆碱药实验：①0.01mg/mL（0.001%）乙酰胆碱 0.1mL/kg；②0.5mg/mL（0.05%）甲基硫酸新斯的明溶液 0.1mL/kg；③0.01mg/mL（0.001%）乙酰胆碱 0.1mL/kg。比较乙酰胆碱使用前后，血压曲线有何不同。

（5）第 5 组 M 受体阻断药实验：①1mg/mL（0.1%）硝酸毛果芸香碱溶液 0.1mL/kg，擦干唾液后再使用下一药物；②10mg/mL（1%）硫酸阿托品溶液 0.1mL/kg；③1mg/mL（0.1%）硝酸毛果芸香碱溶液 0.1mL/kg；观察血压、唾液分泌及瞳孔的变化。分析阿托品对毛果芸香碱作用的影响。

（6）第 6 组乙酰胆碱烟碱样作用：①0.5mg/mL（0.05%）甲基硫酸新斯的明溶液 0.1mL/kg（如果动物在前面已用过此药，可以不再注射）；②10mg/mL（0.1%）硫酸阿托品溶液 0.1mL/kg；③1mg/mL（0.1%）氯化乙酰胆碱溶液 0.1mL/kg；观察血压有何变化，与第 4 组的药物乙酰胆碱血压曲线比较有何不同。

【实验结果】

将实验结果记录打印，并对给药后的血压变化进行记录，分析原因，自制表格。

【注意事项】

1. 分离颈动脉时动作要轻柔谨慎，不可损伤神经组织。

2. 插管前一定要排空压力换能器中的气泡，以免影响血压波形，压力换能器的高度与心脏在同一水平。

3. 实验用药物溶液均应现用现配，并应使用近期出厂药品，否则将影响实验效果。

【思考题】

比较肾上腺素、去甲肾上腺素和麻黄碱 3 种药物对血压作用的特点，分析其原理？

实验 4-3 阿托品和毛果芸香碱对家兔瞳孔的影响

【实验目的】

1. 观察毛果芸香碱和阿托品对家兔瞳孔的影响。

2. 练习家兔捉拿法及滴眼给药法。

【实验原理】

瞳孔的大小受瞳孔括约肌和瞳孔开大肌的影响，瞳孔括约肌上主要分布有 M 受体，瞳孔开大肌上主要分布有 α_1 受体。毛果芸香碱滴眼后可激动瞳孔括约肌上 M 受体使瞳孔缩小，而阿托品滴眼后可阻断瞳孔括约肌上 M 受体使瞳孔扩大。

本实验通过观察家兔给予毛果芸香碱和硫酸阿托品溶液后瞳孔大小变化情况以研究毛果芸香碱和硫酸阿托品对家兔瞳孔括约肌的作用。

【实验材料】

1. 实验动物：家兔。
2. 实验药品：1%毛果芸香碱溶液、1%硫酸阿托品溶液。
3. 实验器材：兔固定箱、眼科剪、测瞳尺、眼科滴管、电子秤等。

【实验方法】

1. 取健康家兔 1 只，称重。用眼科剪小心剪去双眼睫毛，在自然光线下分别测量左、右眼瞳孔直径。
2. 给左眼滴入 1%毛果芸香碱溶液 3 滴，右眼滴入 1%硫酸阿托品溶液 3 滴。滴眼时先将下眼睑拉成杯状，使药液在眼睑内保留 1min，然后将手轻轻放开任药液自然溢出。
3. 15min 后，在同样强度光线下，再次分别测量左、右眼瞳孔直径，并将结果填入表 4-2 内。

【实验结果】

表 4-2　毛果芸香碱和硫酸阿托品对家兔瞳孔的作用

兔眼	药物	用药前瞳孔直径/mm	用药后瞳孔直径/mm
左	1%毛果芸香碱溶液		
右	1%硫酸阿托品溶液		

【注意事项】

1. 测量瞳孔时，光照强度及角度需前后一致。
2. 滴药时应按压鼻泪管，以防药液进入鼻腔，经鼻黏膜吸收。

【思考题】

毛果芸香碱和阿托品能否用于青光眼的治疗？为什么？

第二节　中枢神经系统药理学实验

中枢神经系统（central nervous system，CNS）是神经系统的主要部分，包括位于椎管内的脊髓和位于颅腔内的脑；其位置常在动物体的中轴，由脑神经节、神经索或脑和脊髓以及它们之间的连接成分组成。在中枢神经系统内，大量神经细胞聚集在一起，有机地构成网络或回路；其主要功能是传递、储存和加工信息，产生各种心理活动，支配与控制动物的全部行为。

实验 4-4　热板法和扭体法研究药物的镇痛作用

【实验目的】

1. 用热板法和扭体法测试镇痛药物的镇痛作用。

2. 比较镇痛效价的方法。

【实验原理】

将小鼠放于恒热的金属板上，热刺激小鼠足部产生疼痛反应（舔后足），记录小鼠从放于热金属板上至出现疼痛反应（即舔后足）的时间（痛阈值），比较用药组与对照组小鼠痛阈值的差异，判定药物有无镇痛作用。

扭体反应是药物镇痛作用实验的一个重要指标，是指给小白鼠某些药物所引起的一种刺激腹膜的持久性疼痛且间歇发作的运动反应，表现为腹部收内凹、腹前壁紧贴笼底、臀部歪扭和后肢伸张，呈某种特殊姿势。

本实验中采用醋酸溶液腹腔注射刺激腹膜引起疼痛，从而通过扭体反应观察不同浓度水杨酸钠的镇痛效果。

【实验材料】

1. 实验动物：雌性小白鼠若干只（18～25g）。

2. 实验药品：水杨酸钠、醋酸溶液、生理盐水。

3. 实验器材：1mL 注射器、智能热板仪。

【实验方法】

1. 热板法

（1）热板准备：开启热板仪，调节其温度恒定于（55±0.1)℃。

（2）动物筛选：取雌性小鼠数只，放入热板仪中测试其基础痛阈值。注意将反应时间小于 5s 或大于 30s 的小鼠剔除。间隔 5min，测 2～3 次取其平均值作为基础痛阈值。

（3）将筛选合格的小鼠分 3 组、做标记。甲、乙组鼠按 0.15mL/10g 分别腹腔注射 2% 和 4%水杨酸钠溶液，丙组鼠按 0.15mL/10g 腹腔注射生理盐水作为对照。

（4）用药后 15min、30min 和 60min 各测小鼠痛阈值 1 次。记录。如果用药后放入热板后 60s 仍无反应，即将其取出，以免其被烫伤，其痛阈值按 60s 计算。

（5）计算各给药组动物的用药前、后各时间点痛阈值的平均值，并按式(4-1）计算痛阈提高百分率：

$$\text{痛阈提高百分率}=\frac{\text{用药后平均热痛反应时间}-\text{用药前平均痛阈值}}{\text{用药前平均热痛阈值}}\times 100\% \qquad (4\text{-}1)$$

2. 扭体法

（1）取小鼠，随机分 3 组，称重、编号。

（2）甲、乙组鼠按 0.15mL/10g 分别腹腔注射 2%和 4%水杨酸钠溶液，丙组鼠按 0.15mL/10g 腹腔注射生理盐水作为对照。

（3）给药 30min 后各鼠腹腔注射 0.6%醋酸溶液 0.3mL，记录 30min 内小鼠的扭体次数，按式(4-2）计算药物对扭体反应的抑制率，并评价药物的镇痛效果。

$$\text{药物镇痛百分率}=\frac{\text{实验组无扭体反应动物数}-\text{对照组无扭体反应动物数}}{\text{对照组扭体反应动物数}}\times 100\% \qquad (4\text{-}2)$$

（4）将结果记录于下表中，综合全实验室数据，计算镇痛药的镇痛百分率。

【实验结果】

将热板法、扭体法观察不同浓度水杨酸钠镇痛作用的实验数据分别记录于表 4-3、表 4-4 中。

表 4-3　热板法观察不同浓度水杨酸钠的镇痛作用

鼠号	体重	给药浓度	给药前	给药后 15min	给药后 30min	给药后 45min

表 4-4　扭体法观察不同浓度水杨酸钠的镇痛作用

药物	鼠数	扭体反应动物数	扭体次数（平均值±标准差）	无扭体反应动物数
2%水杨酸钠溶液				
4%水杨酸钠溶液				
生理盐水				

注：与空白对照组（生理盐水）比较，$P<0.05$ 时认为有统计学意义。

根据各组小鼠在用药后不同时间的痛阈提高百分率进行统计，列表或作图说明。

【注意事项】

1. 热板法必须选择雌性小鼠。
2. 醋酸溶液宜新鲜配制。
3. 室温不能低于 10℃，否则不易发生扭体反应。
4. 给药组对比对照组减少扭体发生率 50%以上才认为有镇痛效果。
5. 小鼠体重较轻者，扭体反应发生率低。

【思考题】

思考热板法与扭体法致痛的差异与观察指标的异同。

实验 4-5　阿司匹林与氯丙嗪对动物体温的影响

【实验目的】

1. 观察阿司匹林和氯丙嗪的降温作用。
2. 掌握阿司匹林和氯丙嗪的降温特点，并比较其不同点。

【实验原理】

阿司匹林与氯丙嗪为两种不同的药物，但它们都会起到降温的作用。氯丙嗪主要的降温机制是能抑制体温调节中枢，然后让体温调节失灵；而阿司匹林主要是通过抑制前列腺素（PG）的合成而发挥降温的药理作用。它们降温的特点不一样，氯丙嗪主要是以物理降温为主，对发热和正常体温都有作用；而阿司匹林仅能降低发热动物的体温。

【实验材料】

1. 实验动物：健康、同性别大鼠（180～220g）。
2. 实验药品：1.5%阿司匹林溶液、1%盐酸氯丙嗪溶液、细菌脂多糖（LPS）生理盐水。
3. 实验器材：托盘天平、鼠笼、注射器、电热炉、温度计、冰箱。

【实验方法】

1. 实验前准备取同性大鼠 9 只随机分组，称重编号，分成 A、B、C 3 组，每组 3 只。

在室温下观察各鼠一般活动状态，用液体石蜡涂擦温度计的前端，插入肛门约 0.5cm，置留 3min，测定正常体温，每只测定 2 次，取平均值。

2. 皮下注射 LPS 20μg/kg，10min 后测试体温。当体温升高 0.8℃以上时开始实验，对三组大鼠腹腔分别注射下列药物：

A 组大鼠：1.5%阿司匹林溶液（0.1mL/10g）；

B 组大鼠：0.03%盐酸氯丙嗪（0.1mL/10g）；

C 组大鼠：生理盐水（0.1mL/10g）。

3. 注射药物后，将三组大鼠分别置于不同温度的环境中进行观察。

(1) 将大鼠 A_1、B_1、C_1 置于高温环境中，用温度计测量实际体温后，按实验要求给药或等量生理盐水，测试并记录每 10min 体温，并观察各大鼠的活动情况并记录。

(2) 将大鼠 A_2、B_2、C_2 放置于室温环境中，用温度计测量实际体温后，按实验要求给药或等量生理盐水，测试并记录每 10min 体温。并观察各大鼠的活动情况并记录。

(3) 将大鼠 A_3、B_3、C_3 置于冰箱中，记录冰箱温度，用温度计测量实际体温后，按实验要求给药或等量生理盐水，测试并记录每 10min 体温，并观察各大鼠的活动情况并记录。

【实验结果】

将实验测得的数据记录于表 4-5 中。

表 4-5　阿司匹林与氯丙嗪对动物体温的影响

鼠组/号	药物	环境	活动情况		体温(平均值±标准差)	
			用药前	用药后	用药前	用药后
A_1	阿司匹林	高温				
B_1	氯丙嗪	高温				
C_1	生理盐水	高温				
A_2	阿司匹林	室温				
B_2	氯丙嗪	室温				
C_2	生理盐水	室温				
A_3	阿司匹林	低温				
B_3	氯丙嗪	低温				
C_3	生理盐水	低温				

注：与空白对照组（生理盐水）比较，$P<0.05$ 时认为有统计学意义。

【注意事项】

1. 从实验可以得知，阿司匹林可以使大鼠的发热模型得以降温，恢复至正常体温；在室温以及低温环境中，氯丙嗪也可以使体温下降，但是在高温环境中，有可能使体温上升。

2. 从降温的速度来看，氯丙嗪配合物理降温可以迅速使发热大鼠模型降温，而阿司匹林在不同环境中的降温速度相差不多。

3. LPS 为经典发热诱发方法，LPS 诱导的大鼠发热模型的具体操作方法是先每日测量大鼠体温（肛温）2 次，连续 2 日，取 2 次体温的平均值记为基础体温。单次体温超过 38℃或 2 次体温差超过 0.5℃的动物剔除。实验前 6h 禁食不禁水。然后腹腔注射 LPS（20g/kg 或 80g/kg），诱发动物发热。

【思考题】

1. 简述氯丙嗪和阿司匹林在降低动物体温的作用机制方面的异同点。

2. 从临床应用方面来看，氯丙嗪和阿司匹林对动物体温的影响有哪些不同？

实验 4-6 Morris 水迷宫方法观察东莨菪碱对小鼠学习和记忆的影响

【实验目的】

1. 观察东莨菪碱对小鼠学习和记忆的影响。

2. 掌握 Morris 水迷宫实验方法和数据分析方法。

【实验原理】

学习和记忆是两个有联系的神经活动过程，是神经系统高级中枢的重要机能之一。记忆是获得的行为习惯和经验维持一段时间的能力，或是将学习到的信息贮存和“读出”的神经过程。

研究药物对动物空间记忆、工作记忆和空间辨别能力的作用可采用 Morris 水迷宫方法。该方法是通过观察给药组和对照组动物在训练后找到水下平台的时间和在目标象限停留时间判断药物对动物空间记忆能力的影响。

【实验材料】

1. 实验动物：雌性小鼠 20 只（18～25g）。

2. 实验药品：氢溴酸东莨菪碱注射液、生理盐水。

3. 实验器材：Morris 水迷宫视频跟踪分析系统（WMT-100）。

【实验方法】

1. Morris 水迷宫实验训练：连续进行 5 天，每天训练 2 次（上、下午各 1 次）。训练时，将小鼠面向池壁从 4 个入水点分别放入水池，记录小鼠从入水到找到水下隐蔽平台并站立其上所需时间即潜伏期，用秒（s）表示。小鼠找到平台后，让其在平台上站立 30s。若入水后 60s 小鼠未能找到平台，则将其轻轻从水中拖上平台，并停留 30s。

2. 小鼠 Morris 水迷宫训练第 5 天开始前，随机分为两组：东莨菪碱组与生理盐水组。东莨菪碱组腹腔注射东莨菪碱（2mg/kg），同时，生理盐水组腹腔注射等体积生理盐水，15min 后进行水迷宫测试。以该次小鼠找到平台的潜伏期和在目标象限游泳时间百分比作为评价东莨菪碱对小鼠记忆能力的影响的指标。

【实验结果】

实验结果数值以平均值±标准差表示，填写于实验记录表中（表 4-6）。

表 4-6 东莨菪碱对小鼠学习和记忆的影响

组别	逃避潜伏期/s	搜索距离/cm	目标象限游泳时间/%
对照组			
东莨菪碱组			

【注意事项】

1. 本实验宜选用活泼健康的动物，不能选运动机能和记忆力有缺陷的小鼠。

2. 为了避免嗅觉对测试的影响，每一个实验项目开始前都应对水迷宫进行清洁。

3. 实验环境应尽量安静，因为小鼠胆小，容易受到惊吓而影响测试结果。

【思考题】

1. 分析东莨菪碱对小鼠记忆力产生影响的主要原因。

2. 该实验在进行小鼠学习和记忆力测试前是否应该先进行训练形成条件反射后再进行相应的实验？为什么？

实验 4-7 中枢神经系统药物对小鼠催眠作用的影响

【实验目的】

学习不同中枢神经系统药物对小鼠催眠的影响。

【实验原理】

苯二氮䓬类的中枢作用主要与药物加强中枢抑制性神经递质 GABA 功能有关，为神经元膜上的配体门控性 Cl^- 通道。GABA 作用于 GABAα 受体，使细胞膜对 Cl^- 通透性增加，Cl^- 大量进入细胞膜引起膜超级化，使神经元兴奋性降低。苯二氮䓬类与 GABAα 受体复合物上的 BZ 受点结合，可以诱导受体发生构象变化，促进 GABA 与 GABAα 受体结合，增加氯通道开放的频率而增加氯离子内流，产生中枢抑制效应。

苯甲酸钠咖啡因系中枢神经兴奋药，能提高细胞内环磷腺苷（cAMP）含量。小剂量作用于大脑皮质高位的中枢，促使精神兴奋，解除疲劳。加大剂量则有兴奋延髓呼吸中枢及血管运动中枢作用，特别当这些中枢处于抑制状态时，作用更为显著。

本实验通过观察地西泮和苯甲酸钠咖啡因对小鼠催眠情况以研究中枢神经系统药物对小鼠催眠作用的影响。

【实验材料】

1. 实验动物：同性别小鼠 9 只（18～22g）。

2. 实验药品：生理盐水、0.1%地西泮溶液、1.5%苯甲酸钠咖啡因溶液。

3. 实验器材：注射器（2mL、5mL）、天平、秒表、鼠笼等。

【实验方法】

1. 取活动度相近的小鼠 9 只，编号称重，分成 3 组，每组 3 只。

2. 第 1 组腹腔注射生理盐水 0.1mL/10g，10min 后观察并记录小鼠的翻正反射情况；如小鼠被置于仰卧位后 1min 内不能翻为正常体位视为翻正反射消失。从翻正反射消失到小鼠能爬起的时间称为翻正反射恢复时间。

3. 第 2 组腹腔注射 0.1%地西泮溶液 0.1mL/10g，10min 后将小鼠放回盒内，记录小鼠的翻正反射情况；然后腹腔注射给予 1.5%苯甲酸钠咖啡因溶液 0.1mL/10g，再次记录小鼠 10min 内小鼠的翻正反射情况。

4. 第 3 组腹腔注射 1.5%苯甲酸钠咖啡因溶液 0.1mL/10g，10min 后将小鼠放回盒内，记录 10min 内小鼠的翻正反射情况；然后腹腔注射给予 0.1%地西泮溶液 0.1mL/10g，再次记录小鼠 10min 内小鼠的翻正反射情况。

【实验结果】

记录相应的数据，并将实验结果填入表 4-7。

表 4-7　不同药物对小鼠翻正反射情况的影响

组别	鼠号	体重/g	药物	给药量/mL	给药时间/min	翻正反射情况	
						消失时间	恢复时间
第一组	1		生理盐水				
	2						
	3						
第二组	1		地西泮溶液				
	2						
	3						
第三组	1		苯甲酸钠咖啡因溶液				
	2						
	3						

【注意事项】

1. 药物必须准确注射到腹腔，给药量要准确。

2. 捉拿小鼠时应严格按操作进行，以免被咬伤。

【思考题】

分析地西泮和苯甲酸钠咖啡因两种药物的作用效果为何不同？

第三节　心血管系统药理学实验

心血管系统是循环系统的一部分，包括心脏、动脉、毛细血管和静脉。心脏为血液运行提供动力，血液自心脏搏出，经动脉流至全身毛细血管，在此进行物质交换以后，毛细血管汇集成静脉，血液沿静脉返回心脏。循环中的血液，将从外界摄取的营养物质和氧，以及内分泌腺分泌的激素及某些细胞产生的各种调节物质，输送到全身各部的组织和细胞，又将这些组织、细胞的代谢产物运送到排泄器官，排出体外，从而保证机体的生长发育及新陈代谢。

实验 4-8　普萘洛尔对实验小鼠耐缺氧力的影响

【实验目的】

1. 掌握用小鼠观察心肌耐缺氧的实验方法。

2. 熟悉普萘洛尔对小鼠心肌缺氧耐受力的影响。

【实验原理】

异丙肾上腺素为β肾上腺素受体激动药，能激动 β_1 受体，对心脏的兴奋作用强大，可使心收缩力增强，心率加快，传导加速，心输出量增多，并明显增加心肌耗氧量，同时可促进糖原和脂肪分解，增加组织耗氧量。普萘洛尔为β肾上腺素受体阻滞药，可阻断心脏 β_1

受体，使心率减慢，收缩力减弱，心输出量减少，传导减慢，心肌耗氧量下降，并可抑制糖原和脂肪分解，减少组织耗氧量。

【实验材料】

1. 实验动物：同性别小鼠 9 只（18～22g）。

2. 实验药品：盐酸异丙肾上腺素注射液、盐酸普萘洛尔注射液、0.9%氯化钠注射液、钠石灰、凡士林。

3. 实验器材：电子天平、烧杯、250mL 玻璃磨砂广口瓶、纱布、秒表。

【实验方法】

1. 盐酸异丙肾上腺素以 0.9%氯化钠注射液配制成 0.05%浓度的溶液，盐酸普萘洛尔以 0.9%氯化钠注射液配制成 0.2%浓度溶液。

2. 取活动度相近的小鼠 9 只，编号称重，分成 3 组，每组 3 只。

3. 按照如下方法进行第 1 次给药。

第一组小鼠：腹腔注射 0.05%异丙肾上腺素溶液 0.2mL/10g。

第二组小鼠：腹腔注射 0.05%异丙肾上腺素溶液 0.2mL/10g。

第三组小鼠：腹腔注射 0.9%氯化钠注射液溶液 0.2mL/10g。

给药 10min 后观察小鼠的反应，并记录小鼠的心率及呼吸情况。

4. 15min 后按照如下方法进行第 2 次给药。

第一组小鼠：腹腔注射 0.2%盐酸普萘洛尔溶液 0.2mL/10g。

第二组小鼠：腹腔注射 0.9%氯化钠注射液 0.2mL/10g。

第三组小鼠：腹腔注射 0.9%氯化钠注射液 0.2mL/10g。

5. 学生各组分别取 3 个 250mL 玻璃磨砂广口瓶，瓶内放入 6g 用纱布包裹的钠石灰制成缺氧瓶。第二次给药 10min 后，将小鼠分别投入缺氧瓶，每瓶投入 1 只，迅速盖上玻璃瓶盖，并开始计时。

【实验结果】

1. 观察小鼠活动，以呼吸停止作为判断小鼠死亡标志，确定小鼠死亡即停止计时，记录小鼠存活时间，记录在表 4-8 中。

表 4-8　普萘洛尔对小鼠心肌耐缺氧能力的影响

组别	鼠号	体重/g	给药前活动情况	第一次给药			第二次给药			存活时间
				药物	药量	给药后表现	药物	药量	给药后表现	
第一组	1									
	2									
	3									
第二组	1									
	2									
	3									
第三组	1									
	2									
	3									

2. 汇总学生各组观察结果，计算每组小鼠存活时间，比较不同编号小鼠平均存活时间的

差异。

【注意事项】

1. 缺氧瓶必须完全封闭，必要时可用凡士林涂在瓶口增加密闭性。

2. 正确掌握小鼠腹腔注射的部位和方法，避免损伤腹腔脏器。

3. 观察时禁止晃动缺氧瓶，以免造成小鼠增加额外耗氧。

【思考题】

1. 异丙肾上腺素增加心肌耗氧量的机制是什么？

2. 普萘洛尔在发挥提高心肌耐缺氧能力时有哪些利弊？

实验 4-9　药物对离体蛙心的影响

【实验目的】

1. 掌握强心药物的实验方法及结果判定。

2. 熟悉离体蛙心的制作及生物换能器的使用。

【实验原理】

由于蛙类心脏具有自动节律性收缩活动的特点，故当其离体后，通过蛙心套管向其提供灌流液，可以保持心脏的功能活动。通过改变灌流液中各种离子的浓度或加入不同的药物，可以直观观察到各种离子、神经递质或药物等因素对心脏活动的影响。

【实验材料】

1. 实验动物：青蛙，5 只。

2. 实验药品：西地兰注射液、林格氏液、1%氯化钙溶液。

3. 实验器材：BL-410 生物机能实验系统、张力换能器、蛙类手术器械、蛙心套管（斯氏套管）、蛙心夹、试管夹、双凹夹、铁支架、滴管、棉线、150mL 小烧杯。

【实验方法】

1. 对蛙行双刺毁（捣毁脑和脊髓），仰卧固定于蛙板上，用剪刀剪去胸壁，再用眼科剪小心地剪开心包膜，暴露心脏，识别心脏动脉球、静脉窦（背面）等结构。

2. 用蛙心夹夹住蛙心尖部，蛙心夹用线固定在蛙板上，松紧以动脉、心房、心室拉直呈水平位为宜，于主动脉分支下预埋一条棉线作一虚结备用。

3. 把主动脉左支上端结扎，在近动脉球处剪一向心斜切口（注意要剪破血管内膜，每次心脏收缩时有血自切口涌出，但不要把血管剪断。剪口位置视套管尖端长度与心脏大小而定），左手用眼科镊提起切口缘，右手将注有林格氏液的斯氏套管插入动脉干内，然后走手持左侧血管分支上的结扎线向外拉，右手将蛙心套管送入动脉球。

4. 把蛙心夹上的连线从固定物上取下，提起心尖，使心室与动脉球呈 100°～200°的钝角，然后当心室缩紧时把套管平直往心室方向推进。当感觉套管进入心室后再把心尖放平，随即将套管稍向心室推进，调整合适位置，可见套管内液面随心跳而变化。即将已作虚结之丝线把血管和套管固定起来，余线则扎于套管的玻璃小钩上，以免心脏滑脱。

5. 提起套管，剪断与心脏相连的血管和组织（注意勿损伤静脉窦及两心房），摘出心脏。

6. 用林格氏液洗去心内外的余血后，注入新鲜林格氏液备用。可在套管的下 1/3 处结一线作为标志，每次换林格氏液时使液面与此线相平。

7. 接好 BL-410 生物机能实验系统和张力换能器选用适当参数：频率为 1s/div，灵敏度为 5mV，滤波常数为 30Hz，待记录。

8. 记录正常的心脏活动曲线，然后按以下顺序加药物试剂，记录收缩幅度和心率变化：①换入低钙林格氏液；②当心脏收缩显著减弱时，向套管里面加入西地兰注射液 0.2mL。

【实验结果】

评价药物的强心作用，主要观察给药前后心脏的收缩幅度和心率变化，将观察数据记录，并将实验组的结果计算后填入表 4-9。

表 4-9 药物对在离体蛙心的影响

类别	例数(n)	心脏频率/(次/min)	振幅
正常对照			
低钙林格液			
强心苷组(西地兰注射液)			

【注意事项】

1. 本实验用蛙心为材料较好，因为蟾蜍的心脏对强心苷类药物敏感性低。
2. 结扎的时候避开静脉窦。
3. 在整个实验过程中应保持套管内液面高度不变，以保证心脏固定的负荷。

【思考题】

强心苷有哪些药理作用？

实验 4-10 药物对在体蛙心的影响

【实验目的】

1. 学习在体动物心力衰竭模型制作方法。
2. 观察强心苷类药物的强心作用、中毒作用、掌握其解救方法。

【实验原理】

强心苷是一类具有强心作用的苷类化合物，常用的有地高辛、洋地黄毒苷、毛花苷丙和毒毛花苷 K，临床上用于治疗心力衰竭及某些心律失常。

戊巴比妥钠为普遍性中枢抑制药，其作用与苯巴比妥相同。巴比妥类是普遍性中枢抑制药，随给药剂量由小到大，相继出现镇静、安眠、抗惊厥和麻醉作用。10 倍催眠量可抑制呼吸，甚至致死。巴比妥类在非麻醉剂量时主要抑制多突触反应，减弱易化，增强抑制。

利多卡因主要作用于浦肯野纤维和心室肌可以达到抑制钠离子内流而降低心肌的自律性，从而可以促进心肌细胞内的钾离子外流而引起超极化，消除折返激动，抑制心室的应激性，提高心室颤动阈值。利多卡因适用于因急性心肌梗死、外科手术、洋地黄中毒及心脏导管等所致急性室性心律失常。

本实验通过在体动物心力衰竭模型观察强心苷类药物的作用。

【实验材料】

1. 实验动物：青蛙。

2. 实验药品：1%戊巴比妥钠溶液、0.02%去乙酰毛花苷溶液、0.2%利多卡因溶液、0.9%氯化钠溶液。

3. 实验器材：BL-410 生物机能实验系统、张力换能器、蛙板、蛙心夹、探针、动脉夹、头皮针、手术器械、注射器、丝线等。

【实验方法】

1. 取青蛙 1 只，称重，用探针从枕骨大孔插入捣毁脑和脊髓，仰位固定于蛙板上。剪去胸部皮肤及胸骨，暴露心脏。剪开腹部肌肉，暴露正中腹壁静脉，插入充有生理盐水的头皮针并以动脉夹固定备用。

2. 剪开心包膜，用蛙心夹夹住心尖，蛙心尖另一端用丝线与肌张力换能器相连。用双凹夹将张力换能器固定在铁架台上，调节其高度使丝线松紧适宜。

3. 将肌张力换能器导线与机能多媒体 BL-410 生物机能实验系统相连接，开启主机开始记录心脏舒缩张力曲线。

4. 平衡稳定 15min 后，记录一段正常的心肌收缩曲线。

5. 每隔 5min，经腹壁静脉注入 1%戊巴比妥钠溶液（0.1mL/10g），观察记录心动曲线，直至出现心力衰竭（收缩幅度降至正常幅度的 1/2 以下，心率减慢或肉眼可见心脏收缩力明显减弱，收缩频率变慢，严重时心脏体积增大，颜色变暗）。

6. 一旦出现心力衰竭立即注入 0.02%去乙酰毛花苷溶液（0.1mL/10g），观察心脏外观及心动曲线变化。

7. 待心动曲线恢复正常，再次缓慢注入去乙酰毛花苷溶液（0.2～0.3mL/10g），边注射边观察心脏外观及心动曲线变化，直至再次出现心力衰竭或心力衰竭明显加重，立即注入 0.2%利多卡因（0.25mL/10g），观察心脏外观及心动曲线变化。

【实验结果】

评价几种药物对心脏的兴奋和抑制作用，主要观察给药前后心脏的收缩幅度和心率变化，将观察数据记录，并将实验组的结果计算后填入表 4-10。

表 4-10 药物对在体蛙心的影响

类别	心脏频率/(次/min)	心搏振幅
正常对照组		
戊巴比妥钠溶液		
去乙酰毛花苷溶液		
利多卡因溶液		

【注意事项】

1. 记录时应使心尖端离开胸腔，以免受呼吸干扰影响结果的准确性。

2. 经腹壁静脉注入 1%戊巴比妥钠溶液制备在体急性心力衰竭模型时，应缓慢推注，并密切观察，以免心力衰竭过重造成心脏过度抑制而停搏。

3. 首次给予 0.025%去乙酰毛花苷及 0.2%利多卡因溶液要迅速，及时便于观察药效。

【思考题】

1. 强心苷正性肌力的作用机制是什么？

2. 利多卡因抢救强心苷中毒的机制是什么？

第四节　血液及内脏系统药理学实验

实验 4-11　药物对双香豆素抗凝作用的影响

【实验目的】

1. 观察抗凝血药双香豆素在体内的抗凝血作用。

2. 观察维生素 K 对双香豆素的拮抗作用。

【实验原理】

双香豆素为维生素 K 拮抗剂，一种口服抗凝血药。它能竞争性地抑制维生素 K 的作用，抑制凝血因子Ⅱ、Ⅶ、Ⅸ、Ⅹ的合成，具有缓慢而持久的体内抗凝血作用。

【实验材料】

1. 实验动物：小鼠 6 只，体重 18～22g。

2. 实验药品：2mg/mL 双香豆素、维生素 K、生理盐水。

3. 实验器材：小鼠笼、天平、灌胃器、眼科镊、注射器、秒表、玻片、棉球。

【实验方法】

1. 取小鼠 6 只，做好标记。随机分为甲、乙、丙 3 组，每组 2 只。甲组于实验前 2 天以 2mg/mL 双香豆素溶液按剂量 20mL/kg 灌胃，早晚各一次，共 5 次；乙组除了灌胃双香豆素外，于实验开始前以 20mL/kg 维生素 K 腹腔注射；丙组以等容量的生理盐水灌胃。30min 后，将各鼠分别以左手固定，右手持毛细血管刺入小鼠眼内眦部，待血液注满玻管时迅速拔出，并启动秒表计时，此后每隔 30s 折断毛细血管 0.5～1cm，并轻轻左右方向拉开，待观察到有血丝出现时，即为小鼠的毛细血管法凝血时间。

2. 毛细血管实验后，用眼科弯镊摘除小鼠另一侧眼球，迅速将 1 滴血滴于清洁干燥的玻片上，同时启动秒表计时。以后每隔 30s 就用干燥针头挑动血滴一次，直至针头能挑出纤维蛋白丝为止，所记时间即为玻片法凝血时间。

3. 汇总实验结果，计算 3 组小鼠两种测定方法所得平均凝血时间，并进行统计学分析。

【注意事项】

1. 凝血时间可受室温影响，温度低时血凝时间延长，本实验温度最好在 15℃左右。

2. 毛细玻管内径约 1mm，力求均匀一致、清洁干燥。

3. 毛细玻管法操作时用力要适当，插入内眦 4～5cm 以上无血柱出现，可将玻管轻轻旋转一下即可。

【思考题】

分析双香豆素及维生素 K 对小鼠体内凝血时间的影响？

实验 4-12　急支糖浆的镇咳作用

【实验目的】

1. 学习二氧化硫引咳法。

2. 观察急支糖浆的镇咳作用。

【实验原理】

能引起小鼠发生咳嗽的方法有化学刺激法和电刺激法等。其中化学刺激法又包括二氧化硫法和氨水法。二氧化硫引咳法是将小鼠置于有二氧化硫（SO_2）的密闭环境中，SO_2 刺激小鼠呼吸道黏膜上皮的感受器引起小鼠咳嗽。氨水法是将小鼠置于有浓氨水的密闭环境中使之刺激小鼠的呼吸道感受器而引起小鼠咳嗽。中成药急支糖浆方中金荞麦和四季青能清除热邪，麻黄和前胡有解表散邪及开宣肺气之功效，故急支糖浆有祛痰和止咳的作用。

本实验通过观察小鼠在二氧化硫引咳后的咳嗽潜伏期和 15min 内每分钟咳嗽次数以研究观察急支糖浆的镇咳作用。

【实验材料】

1. 实验动物：昆明种小鼠 6 只，体重 18～22g，雌雄各半。

2. 实验药品：急支糖浆、无水亚硫酸钠、50%硫酸、苦味酸、生理盐水。

3. 实验器材：蒸发皿、玻璃钟罩、滴定管、小鼠灌胃器、秒表、天平、鼠笼。

【实验方法】

1. SO_2 的制备：取 25mL 蒸发皿 1 只，内盛 0.5g 无水亚硫酸钠。用滴定管迅速滴入 50%硫酸 5mL 后立即用玻璃钟罩扣在蒸发皿上。此时玻璃钟罩内充满 SO_2 气体。

2. 取小白鼠 6 只，称重，用苦味酸标记。观察其呼吸及正常活动情况后，随机分 2 组。实验组 3 只小鼠灌胃给予急支糖浆 4.5mL/kg；对照组 3 只给予同容量的生理盐水灌胃。给药后 30min 将小鼠分别放入充满 SO_2 的玻璃钟罩内。1.5min 后取出，记录各鼠咳嗽的潜伏期及从玻璃钟罩中取出后第 3min、5min、10min、15min 时各鼠每分钟咳嗽次数（小鼠咳嗽的判断以小鼠剧烈收缩腹肌并张嘴为咳嗽表现）。实验结束后将结果进行统计分析。

【实验结果】

将实验结果填写于表 4-11 中。

表 4-11　急支糖浆对小鼠咳嗽的影响

小鼠编号	体重/g	所给药物	咳嗽潜伏期/s	咳嗽次数/(次/min)			
				3min	5min	10min	15min
1							
2							
3							
4							
5							
6							

【注意事项】

1. 实验中所制备的 SO_2 的浓度及刺激小鼠的时间要准确。

2. SO_2 有时会引发小鼠轻微咳嗽。

【思考题】

1. 急支糖浆的配方里有哪些组分？该药的药理作用有哪些？

2. 研究药物的镇咳作用还可以用哪些实验动物？诱导咳嗽动物模型还有哪些方法？

实验 4-13　吗啡对呼吸的抑制和解救

【实验目的】

观察吗啡和尼可刹米、纳洛酮对呼吸的影响以及它们之间的关系。

【实验原理】

吗啡是大脑阿片受体激动剂，阿片受体激动后产生镇痛、镇静、抑制呼吸中枢作用。吗啡对呼吸的抑制作用，主要是降低呼吸中枢对血液二氧化碳张力的敏感性。治疗量可使呼吸频率减慢，潮气量降低，每分钟通气量减少，其中呼吸频率减慢尤为突出。应用吗啡出现呼吸抑制时，可及时应用呼吸机治疗。无专用设备时，可采用人工呼吸，给氧，并应用吗啡拮抗剂纳洛酮，也可应用尼可刹米对抗呼吸抑制。

本实验通过记录呼吸曲线观察吗啡对家兔呼吸的影响，并研究尼可刹米、纳洛酮对呼吸抑制的解救作用。

【实验材料】

1. 实验动物：家兔，体重 2～3kg。

2. 实验器材：常规手术器械、兔手术台、鼻插管、BL-420 生物机能实验系统、1%吗啡注射液、5%尼可刹米注射液、1%利多卡因注射液、4%纳洛酮注射液。

【实验方法】

1. 取家兔一只，称重，背部固定于兔手术台上。

2. 鼻插管法：用棉球棒蘸 1%利多卡因注射液，涂抹其一侧之鼻黏膜，稍等片刻，使之产生局部麻醉。将鼻插管沿鼻道方向插入鼻孔并固定。

3. 记录正常呼吸曲线：用螺旋夹调节侧管的口径，使呼吸曲线的振幅为 2cm 左右，记录正常呼吸曲线。

4. 观察吗啡对呼吸的抑制作用：耳缘静脉缓慢注射 1%吗啡注射液 1.0mL/kg，观察呼吸频率、深度及瞳孔的变化。

5. 药物解救：注射吗啡出现呼吸抑制后立即用药物解救。甲组以耳缘静脉缓慢注射 5%尼可刹米注射液 0.5mL/kg，当观察到呼吸兴奋时立即停止注射，观察呼吸频率、深度及瞳孔的变化。乙组以耳缘静脉注射 0.4%纳洛酮注射液 0.2mL/kg，观察呼吸频率、深度及瞳孔的变化。

【注意事项】

1. 耳缘静脉穿刺时因触动兔耳及针刺激可能引起家兔呼吸改变，须待这些变化消失，呼吸恢复正常再向静脉内推注药物。

2. 注射吗啡要缓慢，边注射边观察，当出现呼吸明显抑制时立即停止注射。

3. 为及时解救呼吸抑制，在注射之前应将尼可刹米装入注射器做好准备。注射尼可刹米也要缓慢，当观察到呼吸兴奋时立即停止注射。

【思考题】

1. 吗啡抑制呼吸的作用机制是什么？

2. 尼可刹米、纳洛酮的解救机制是什么？

实验 4-14 多潘立酮对小鼠胃排空功能的影响

【实验目的】

1. 观察多潘立酮对小鼠胃排空功能的影响。

2. 学习对胃排空功能的检测方法。

【实验原理】

多潘立酮为外周性 D_2 受体阻断药，可通过阻断胃肠平滑肌上受体而促进胃排空和肠蠕动。小鼠胃排空功能可通过解剖小鼠后观察其胃内食物残留量来判断。

【实验材料】

1. 实验动物：昆明种小鼠，体重 18～22g，雌雄各半。

2. 实验药品：多潘立酮片混悬液（0.1mg/mL）、生理盐水、苦味酸。

3. 实验器材：小鼠灌胃器、手术剪、眼科镊、注射器（1mL）、丝线、滤纸、天平、鼠笼等。

【实验方法】

1. 取小鼠 6 只，禁食不禁水 18h 后随机均分成 2 组，做标记。给药组按 0.02mL/g 灌胃给予多潘立酮片混悬液，对照组按 0.02mL/g 给予生理盐水。

2. 40min 后各组均灌胃给予营养性半固体糊剂，每只 0.8mL。

3. 20min 后脱颈椎处死动物，用丝线结扎小鼠幽门及贲门，取胃。分离外周组织后用滤纸拭干胃称其全重。沿胃大弯剪开胃体，洗去胃内容物后拭干，再次称重得胃净重。

4. 计算小鼠胃内容物残留量及胃内容物残留率：

$$\text{胃内容物残留量} = \text{胃全重} - \text{胃净重} \tag{4-3}$$

$$\text{胃内容物残留率} = \text{胃中残留物}/\text{所灌半固体糊} \times 100\% \tag{4-4}$$

5. 统计方法：应用 SSPS 19.0 统计学软件进行统计。数据用均数±标准差（$\bar{x} \pm s$）表示；采用单因素方差分析，$P<0.05$ 时认为数据差异具有统计学意义。

【实验结果】

将实验数据填写于表 4-12 中。

表 4-12 多潘立酮对小鼠胃排空功能的影响

小鼠编号	体重/g	药物	胃内容物残留量/g	胃内容物残留率/%	P 值
1					
2					
3					

续表

小鼠编号	体重/g	药物	胃内容物残留量/g	胃内容物残留率/%	P 值
4					
5					
6					

【注意事项】

1. 实验前小鼠应禁食至胃内完全无食物。

2. 营养性半固体糊剂的制备：取奶粉 16g、葡萄糖 8g、淀粉 8g、加蒸馏水至 300mL，搅拌均匀呈糊状，置于 4℃冰箱保存。实验时放置至室温后使用。

3. 从小鼠灌胃半固体糊剂后到处死动物的时间应严格控制。

【思考题】

1. 如小鼠未禁食至胃内完全无食物将如何影响实验结果？

2. 多潘立酮的临床应用有哪些？

实验 4-15 缩宫素对离体子宫平滑肌收缩的影响

【实验目的】

1. 掌握离体大鼠子宫标本的制备。

2. 验证不同剂量缩宫素对子宫的节律性收缩和强直性收缩的作用。

【实验原理】

缩宫素是妇产科常用的一类重要药物，临床上广泛应用于引产、催产、产后出血的防治及加快产后子宫复原。它由垂体后叶素分泌，通过作用于子宫上的缩宫素特异性受体，活化偶联的 G 蛋白而起作用。

本实验通过将未孕动情期小鼠、大鼠或家兔离体子宫置于含有缩宫素的合适营养液环境中培养，以观察其自主张力活动。

【实验材料】

1. 实验动物：大鼠，体重 180～220g。

2. 实验药品：2.5U/mL 缩宫素、乐氏液。

3. 实验器材：常规手术器械、恒温浴槽、BL-420 生物机能实验系统、张力传感器。

【实验方法】

1. 离体子宫标本制备：取处于动情期的雌性大鼠（实验前 2 日腹腔注射己烯雌酚注射液 0.5mL/只，可促使其进入动情期），每组 1 只，脱颈椎处死后剪开腹腔，找出子宫，轻轻剥离；在子宫二角相连处将下端剪断，取出子宫，置于有营养液的培养皿内，仔细剪除附着在子宫上的结缔组织和脂肪组织。然后将子宫二角相连处剪开，取一角，剪取 2cm，一端用标本钩钩上固定在浴槽底部，另一端用线结扎与传感器相连。浴槽的乐氏液以能浸没子宫为宜。水浴温度为 37℃，静置 15min，待子宫适应后，开始实验。

2. 实验装置的准备

(1) 打开 BL-420 生物机能实验系统；

（2）开始实验，记录正常曲线，张力调至0.5～1g。

3.给药

（1）记录正常曲线，2.5U/mL缩宫素0.04mL（小剂量），标记，观察子宫平滑肌节律性收缩；

（2）2.5U/mL缩宫素0.4mL（大剂量），标记，观察子宫平滑肌强直性收缩；

（3）记录实验结果。

【实验结果】

由BL-420生物机能实验系统输出不同的给药后张力曲线。

【注意事项】

1.乐氏液每次要注意恒量，而且要注意浴槽的温度。

2.换液后，必须待曲线平稳后才能加入下一个药物。

【思考题】

根据张力曲线，观察不同剂量的缩宫素对子宫收缩的作用？

实验4-16　呋塞米和葡萄糖对家兔的利尿作用

【实验目的】

1.掌握呋塞米利尿作用的原理及具体的实验操作过程。

2.熟悉急性利尿实验的实验方法。

3.观察呋塞米注射液和葡萄糖注射液对家兔尿量的影响。

【实验原理】

尿生成的过程包括：肾小球的滤过作用，肾小管与集合管的重吸收作用，肾小管与集合管分泌作用。凡是影响这些过程的因素，都会影响尿量变化。

本实验通过观察家兔给予呋塞米注射液和葡萄糖注射液后尿量的变化情况，来研究呋塞米注射液和葡萄糖注射液对家兔尿量大小的影响。

【实验材料】

1.实验动物：家兔1只、体重2.0～2.5kg。

2.实验药品：20%乌拉坦溶液、生理盐水、50%葡萄糖溶液、1%呋塞米溶液。

3.实验器材：兔解剖台、电子秤、兔开口器、镊子、止血钳、导尿管、烧杯、量筒、酒精棉球、注射器（50mL、20mL、10mL、5mL）、胶布、纱布块、液体石蜡等。

【实验方法】

1.术前给家兔灌注生理盐水100mL，以便加强利尿效果。

2.麻醉与固定：家兔称重，灌胃10min后，耳缘静脉注射20%乌拉坦溶液5mL/kg，麻醉后将家兔仰位固定于解剖台上，剪去腹中、下部的毛。

3.插导尿管：采用膀胱插管法，即从耻骨联合向上沿正中线做一长约4cm的切口，再沿腹白线打开腹腔，找出膀胱，将膀胱翻至体外，在膀胱底部找到两侧的输尿管，在两侧输尿管下方穿一丝线，将膀胱上翻，结扎膀胱颈部。用止血钳对称夹住膀胱顶部，轻提膀胱，于中心处做一小切口，插入充有生理盐水的膀胱插管，用一丝线结扎固定插管，用胶布将导尿管固定于兔体上，轻压下腹部，使膀胱内余尿排尽，手术完毕后，用浸有38℃生理盐水纱布覆盖手术部位。

4. 观察尿量变化

（1）收集并记录正常15min总尿量。

（2）由耳缘静脉注射50%葡萄糖溶液5mL/kg，立即收集并记录药后10min、20min、30min尿量。

（3）耳缘静脉注射0.4%呋塞米溶液1.5mL/kg，立即收集并记录药后10min、20min、30min尿量。

【实验结果】

将实验结果记录于表4-13中。

表4-13 呋塞米和葡萄糖对家兔尿量的影响

药物	给药量/mL	尿量/mL				
		给药前	给药后			总尿量
		15min	10min	20min	30min	
50%葡萄糖溶液						
1%呋塞米溶液						

【注意事项】

1. 实验前应给家兔多食菜叶。

2. 本实验需多次静脉注射，应保护好家兔耳缘静脉，静脉注射应从耳尖开始，逐渐移向耳根。

3. 手术操作应轻柔，尽量减少创伤和出血，以避免造成操作性尿闭。

4. 每项实验均应在前一实验效应基本消失、尿量基本稳定时进行。

【思考题】

比较呋塞米和葡萄糖的利尿作用的差异。

第五章

综合性与设计性实验

第一节　药物代谢动力学综合实验

实验 5-1　肝药酶诱导剂和抑制剂对戊巴比妥钠催眠作用的影响

【实验目的】

观察苯巴比妥钠及氯霉素对戊巴比妥钠催眠时间的影响，并评价其对肝药酶的诱导及抑制作用。

【实验原理】

苯巴比妥钠为肝药酶诱导剂，可加快戊巴比妥钠代谢，使体内药物浓度降低，药理作用减弱，表现催眠潜伏期延长，睡眠持续时间缩短。氯霉素为肝药酶抑制剂，通过抑制肝药酶活性，使得戊巴比妥钠药理作用增强，即催眠潜伏期缩短，睡眠持续时间延长。

【实验材料】

1. 实验动物：雄性健康小鼠 6 只，体重 18～22g。

2. 实验药品：生理盐水、0.75%苯巴比妥钠溶液、0.5%氯霉素溶液、0.5%戊巴比妥钠溶液等。

3. 实验器材：鼠笼、电子秤、1mL 注射器。

【实验方法】

1. 取小鼠 6 只，随机分为甲、乙、丙三组，每组 2 只。甲组小鼠腹腔注射 0.75%苯巴比妥钠溶液 0.1mL/10g，乙组和丙组小鼠腹腔注射等容量生理盐水，每天 2 次，连续 2 天。

2. 第 3 天，乙组小鼠腹腔注射 0.5%氯霉素溶液 0.1mL/10g，甲组和丙组小鼠腹腔注射等容量生理盐水。30min 后，给各组小鼠腹腔注射 0.5%戊巴比妥钠溶液 0.1mL/10g，观察给药后的反应。记录给药时间、翻正反射消失和恢复的时间，计算戊巴比妥钠催眠潜伏期及睡眠持续时间。

【实验结果】

记录实验数据并汇总入表 5-1，可进行统计学分析。

表 5-1　苯巴比妥钠及氯霉素对戊巴比妥钠镇静催眠作用的影响

组别	药物	翻正反射	
		消失时间	持续时间
甲组	苯巴比妥钠		
乙组	氯霉素		
丙组	生理盐水		

【注意事项】

1. 催眠潜伏期为开始给药到翻正反射消失的间隔时间，睡眠持续时间为翻正反射消失至恢复的间隔时间。

2. 实验过程中室温应不低于 20℃，否则会导致戊巴比妥钠代谢减慢，使动物不易苏醒。

3. 氯霉素溶液的注射器应预先干燥，避免结晶堵塞针头。

【思考题】

讨论肝药酶诱导剂及肝药酶抑制剂与其他药物合用时，可能会产生的药物相互作用以及临床应用中需注意的问题。

实验 5-2　甲硝唑药动学参数的测定

【实验目的】

1. 测定人口服单剂量甲硝唑的药动学参数。

2. 学习测定药动学参数的实验方法。

【实验原理】

甲硝唑（Metronidazole，MTZ）在可见光 320nm 处有最大吸收峰，用紫外分光光度计测定唾液中 MTZ 含量。MTZ 可经唾液排泄，其浓度与血药浓度相关，故可用唾液代替血样测定本品在体内的代谢规律，减少采血对患者的损伤。口服 MTZ 后的体内代谢过程符合一室开放模型一级动力学消除。服药后血（唾）药浓度 C 与时间 t 的关系式为：$C_t=C_0(e^{-k_e t}-e^{-k_a t})$，此式为二项指数式，各项参数的计算采用剩余法求得（见附）或用微机程序计算。

【实验对象】

健康志愿者，受试前 1 周内禁饮酒。

【实验材料】

1. 实验药品：不同浓度甲硝唑标准液（分子量 171.16，浓度为 10mg/L、5mg/L、2.5mg/L、1mg/L、0.5mg/L、0.25mg/L）、MTZ 片、双蒸馏水等。

2. 实验器材：紫外分光光度计、普通离心机、旋涡混合器、普通天平、小试管、离心管（磨口塞）、一次性注射器、移液器（1000μL）、试管架、空青霉素瓶。

【实验方法】

1. 空瓶标号：将清洁干燥青霉素瓶 8 个，分别标记 1～8 号，分发给受试者。

2. 受试者服药：晨 6 时空腹服 MTZ 片 0.4g（2 片），白开水送服，服药后禁食禁水 2h。

3. 唾液采集：分别于服药前、服药后 15min、30min、1h、2h、4h、7h、10h 收集唾液 3mL，依次贮存在标号 1～8 的小瓶中。

4. 样品处理：取磨口塞离心管 8 支，分别标记 1～8 号。将小瓶中的待测唾液全部转移至同号（1～8 号）离心管中离心。

5. 离心：将离心管放入离心机套管中，每 2 套管为一组配平后，对位放入离心机中，加盖，3000r/min 离心 10min，停转后轻轻取出离心管，切勿摇动。

6. 样品测定：按紫外分光光度计操作程序进行，测得各样品吸光度 A。

7. 绘制标准曲线：用容量瓶精确配制 10mg/L、5mg/L、2.5mg/L、1mg/L、0.5mg/L 和 0.25mg/L 的 MTZ 标准液，分别测定吸光度。用 MTZ 浓度 C 与吸光度 $A(OD)$ 作直线回归，得标准曲线方程：$C=a+b\cdot A$。

【实验结果】

根据标准曲线方程求出各时间的唾液药物浓度（C），并求出各 lg$C$，填入表 5-2 中。

表 5-2 MTZ 药动学参数测定结果

采样时间(t)/h	色谱峰高(H)/mm	唾液药物浓度(C)/(mg/L)	血清药物浓度(C)/(mg/L)	对数浓度(lg$C$)
0.25				
0.5				
1				
2				
4				
7				
10				

用剩余法计算药动学参数，吸收速率常数（K_a）、消除速率常数（K_e）、吸收半衰期（$T_{1/2k_a}$）、消除半衰期（$T_{1/2k_e}$）、达峰时间（T_{max}）、达峰浓度（C_{max}）、药时曲线下面积（AUC）。

【注意事项】

1. 志愿者实验前后一周禁止饮酒。

2. 取唾液前先漱口，服药后进水 2h，每次取样量要足量。

【思考题】

1. 测定 MTZ 药动学参数有何意义？

2. 受试者为什么在服药前后要禁酒？

附：剩余法计算药动学参数

剩余法也叫残数法，是药动学中把一条曲线分解成若干指数项的一种常用的方法。以下通过实例说明剩余法在药动学参数计算中的应用。

[实例] 某患者口服 MTZ 片 0.4g，测得药后不同时间的唾液药物浓度见表 5-3，计算其药动学参数。

表 5-3 口服 MTZ 后测定的唾液药物浓度及剩余法计算的数据

采唾液或血时间(t)/h	唾液药物或血药浓度 C_t/(mg/L)	外推浓度/(mg/L)	剩余浓度 C_r/(mg/L)
0.25	2.29	10.08	7.79

续表

采唾液或血时间(t)/h	唾液药物或血药浓度 C_t/(mg/L)	外推浓度/(mg/L)	剩余浓度 C_r/(mg/L)
0.5	3.80	9.87	6.07
1.0	5.98	9.45	3.47
3.0	7.90	7.95	0.05
5.0	6.76		
10.0	4.34		
15.0	2.77		
20.0	1.84		

【参数计算】

将测得的数据作半对数曲线（lg$C$-t 曲线），结果符合一房室开放模型一级动力学消除，其数学模型为：

$$C_t = C_0(e^{-K_e t} - e^{-K_a t}) \tag{5-1}$$

式中，C_t 是药后任何时间 t 的唾液药物浓度；K_a 和 K_e 分别为吸收及消除速率常数。

因 $K_a > K_e$，随着 t 值加大，式(5-1) 中 $e^{-K_a t}$ 项趋于零时，$e^{-K_e t}$ 项仍保持一定值，$e^{-K_a t}$ 可忽略不计。此时式(5-1) 可简化为：

$$C_t = C_0 \times e^{-K_e t} \tag{5-2}$$

式(5-2) 两边取对数得：

$$\lg C_t = \lg C_0 - \frac{K_e}{2.303}t \tag{5-3}$$

式(5-3) 表明在 lg$C$-t 曲线的末端呈线性关系（图 5-1），以 lgC_t 对 t 作直线回归，得直线方程：

$$\lg C_t = a + b \cdot t \tag{5-4}$$

由此可求出：$C_0 = \lg^{-1} a$，$K_e = -2.303b$

由式(5-4) 外推直线可得出吸收项中相应时间的浓度值，由外推浓度减去对应时间点的实测浓度，可得一系列剩余浓度值 C_r（见表 5-3）。C_r 与 t 的数学方程式可用下式表示：

$$C_r = C_0' \cdot e^{-k_a t} \tag{5-5}$$

实际上，式(5-5) 是由式(5-2) 减式(5-1) 得出的。

式(5-5) 两边取对数，得：

$$\lg C_r = \lg C_0' - \frac{K_a}{2.303}t \tag{5-6}$$

以 lgC_r 对 t 作直线回归，得方程为：

$$\lg C_r = a' + b't \tag{5-7}$$

式(5-7) 中，$a' = \lg C_0'$；$b' = \frac{K_a}{2.303}$

由此可求出：$C_0' = \lg^{-1} a'$，$K_a = -2.303b'$

利用已求出的 K_a、K_e、C 和 C'_0，可按下列公式求出达峰时间（T_{max}）、峰浓度（C_{max}）、吸收半衰期（$T_{1/2K_a}$）、消除半衰期（$T_{1/2K_e}$）、C-t 曲线下面积（AUC）。

$$T_{1/2K_a}=\frac{0.693}{K_a} \tag{5-8}$$

$$T_{1/2K_e}=\frac{0.693}{K_e} \tag{5-9}$$

$$T_{max}=\frac{\ln(K_a/K_e)}{K_a-K_e} \tag{5-10}$$

$$C_{max}=C_0 \cdot e^{-K_e \cdot T_{max}}-C_0' \cdot e^{-K_a \cdot T_{max}} \tag{5-11}$$

$$AUC=C_0'/K_e+C_0/K_a \tag{5-12}$$

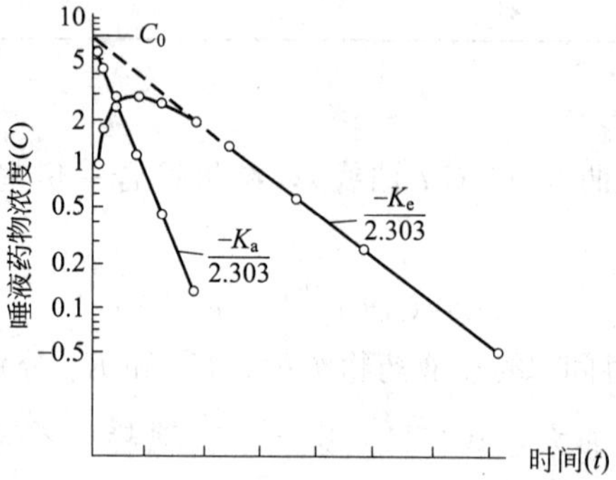

图 5-1　口服给药后的唾液药物浓度（C）与剩余浓度（C_r）示意图

［**计算结果**］由本例 C-t 数据计算的结果见表 5-4。

表 5-4　口服 MTZ 药动学参数的计算结果

回归计算结果	药动学参数
$a=1.0131$	$C_0=10.30$(mg/L)
$b=-0.0376$	$C_0'=10.30$(mg/L)
$a'=1.0130$	$K_a=1.0840(h^{-1})$
$b'=-0.4708$	$K_e=0.0866(h^{-1})$
	$T_{1/2K_a}=0.94$(h)
	$T_{1/2K_e}=8.00$(h)
	$T_{max}=2.53$(h)
	$C_{max}=7.61$(mg/L)
	AUC=128.47(h·mg/L)

实验 5-3　磺胺嘧啶血浆半衰期的测定

【实验目的】

掌握药物半衰期的测定方法。

【实验原理】

药物半衰期是血浆药物浓度下降一半所需要的时间。其长短可反映体内药物消除速率，根据半衰期确定给药间隔时间。符合一级动力学消除的药物，其血浆半衰期是一个固定的值，不受药物初始浓度和给药剂量的影响，仅取决于一级动力学的消除速率常数的大小。

$$t_{1/2}=\frac{0.693}{K_e} \tag{5-13}$$

磺胺嘧啶（SD）的测定原理：磺胺类药物为氨基苯类化合物，在酸性溶液中可与亚硝酸钠发生重氮反应生成重氮盐，此盐在碱性溶液中与麝香草酚溶液发生偶联反应形成橙红色偶氮化合物，将该化合物在525nm波长下比色，其光密度与磺胺类药物的浓度成正比（朗伯-比尔定律）。

【实验材料】

1. 实验动物：健康家兔，1.5～2.5kg。

2. 实验药品：10%磺胺嘧啶钠溶液、肝素、7.5%三氯醋酸溶液、0.5%麝香草酚溶液、0.5%亚硝酸钠溶液、蒸馏水。

3. 实验器材：离心机、分光光度计、离心管、试管、注射器等。

【实验方法】

1. 药前取血：取家兔1只称重，0.5%肝素生理盐水润湿注射器和抗凝瓶，由耳缘静脉取药前血2mL（空白对照）于抗凝瓶内。

2. 给药方法：由一侧耳缘静脉注射10%磺胺嘧啶钠溶液3mL/kg（药物浓度为200mg/10mL）准确记录给药结束时间。

3. 药后取血：分别于给药后5min和35min，取另一侧耳缘静脉血各2mL分别置于抗凝瓶内（每次取血后，洗净注射器并用肝素生理盐水湿润备用）。准确记录实际采血时间。

4. 测定样本：3次血液样本各准确吸取0.2mL，分别加至编号的含7.5%三氯醋酸溶液2.8mL离心管中，混匀。3000r/min，离心10min。准确吸取离心管各管上清液1.5mL，分别至相应编号的试管中。各管分别加入0.5%亚硝酸钠溶液0.5mL，充分混匀；再加入0.5%麝香草酚溶液1mL，混匀。以给药前的空白管作参比，使用分光光度计在525nm波长处测定各管光密度值，按下列公式计算血中SD浓度。

$$\text{血中 SD 浓度}(\mu g/mL)=\frac{OD_{\text{样品}}}{OD_{\text{标准品}}}\times 1000 \tag{5-14}$$

【实验结果】

计算本次实验的半衰期、预期零时浓度及表观分布容积。

$$t_{1/2}=\frac{0.693}{K_e} \tag{5-15}$$

$$K_e=2.303\times\text{斜率} \tag{5-16}$$

$$\text{斜率}=(\lg C_1-\lg C_2)/T \tag{5-17}$$

代入上述公式：

$$t_{1/2}=\frac{0.301}{(\lg C_1-\lg C_2)/T} \tag{5-18}$$

式中，T为给药后两次取血的间隔时间；C_1、C_2分别为给药后两次取血的血浆药物浓度。

计算零时浓度（C_0）： $$C_0=C_1\times\lg^{-1}(0.301\times\frac{t_1}{t_{1/2}}) \tag{5-19}$$

计算表观分布容积（V_d）： $$V_d=D_0/C_0 \tag{5-20}$$

【注意事项】

1. 采血量准确。采血时可用食指轻弹兔耳根部，使兔耳充血后有助于家兔耳缘静脉取血。采血不畅时，可用刀片划破耳缘静脉采血或心脏取血。

2. 若未能及时采血，须以实际采血间隔时间代入公式计算。每次采血应避免采血器械交叉污染。

3. 离心管及试管要注意标记编号，以免实验操作中混淆。

4. 血液样本 SD 浓度测定时，注意所加溶液的正确顺序。

【思考题】

药物血浆半衰期有何临床意义？

第二节　药物效应动力学综合实验

实验 5-4　利多卡因对氯化钡诱发心律失常的治疗作用

【实验目的】

观察利多卡因对氯化钡诱发心律失常的治疗作用。

【实验原理】

氯化钡诱发心律失常，可通过抑制 K^+ 外流，增加 AP 4 相坡度，提高心房传导组织、房室束及浦氏纤维等快反应细胞的自律性，表现为室性早搏、二联律、室性心动过速、室性纤颤等，因此可作为一种实验性心律失常模型。利多卡因、奎尼丁、β-受体阻断药等对之有治疗作用。

【实验材料】

1. 实验动物：健康家兔，1.5～2.5kg。

2. 实验药品：200mg/mL 乌拉坦溶液、4mg/mL 氯化钡溶液、5mg/mL 盐酸利多卡因溶液生理盐水等。

3. 实验器材：心电图机、心电监护仪、秒表、兔手术台、注射器、棉球、头皮针等。

【实验方法】

1. 麻醉动物：取家兔 2 只，称重，耳缘静脉注射 200mg/mL 乌拉坦溶液 5mL/kg，仰卧位固定于兔手术台上，按“红”接右前肢，“黄”接左前肢，“蓝”（或绿）接左后肢，“黑”接右后肢的规则，将导联线上的针形电极刺入家兔四肢皮下。

2. 连接装置：接通心电图机电源，预热 5min 后调节零点，将记录开关转至“观察”，走纸变速开关拨至“25mm/s”。此时试按“定标”按钮，描笔应上下跳动，再将记录开关拨至“记录”位，同时重复按“定标”按钮，即可描出 10mm 左右振幅的方波，调节“增益”旋钮，使 1mV=10mm。然后，选用Ⅱ导联，纸速 25mm/s，将记录开关拨至“记录”位，描记一段正常心电图。

3. 给药方法：耳缘静脉给氯化钡溶液 4mg/kg，记录给药后 10s、30s、1min、3min、5min、7min、9min 的心电图。待心律失常出现后，其中 1 只家兔立即缓慢注射盐酸利多卡因溶液 5mg/kg，记录给药后 30s、1min、3min、5min、7min 的心电图（或用心电监护仪测定），如 1min 内心电图无明显改善，可再缓慢注射半量的盐酸利多卡因溶液。另一只作对照，待其心律失常后，静脉注射等容量生理盐水，同法记录心电图。

4. 观察指标

（1）描记心电图，标注给药后的描记时间点。

（2）心律失常诱导期：静脉注射氯化钡至出现心律失常时间。

（3）心律失常持续期：静脉注射治疗药物至心律失常消失的时间。

（4）心率（次/min）：根据代表性心电图计算。

（5）心电图基本特征：如正常、室性早搏、二联律等，并标明出现变化的时间。

（6）动物存活情况：对照组与治疗组的动物总数、死亡数或存活数。

【实验结果】

整理代表性的心电图段落，填入表 5-5，比较每只家兔心电图变化情况及心律失常的持续时间，初步评价利多卡因对氯化钡诱发心律失常的拮抗作用。

表 5-5 利多卡因对氯化钡诱发家兔心律失常的治疗作用

药物	心律失常潜伏期/min	心律失常持续时间/min	心率/（次/min）	动物死亡率	心电图基本特征		
					氯化钡诱导前	氯化钡诱导后	药物治疗后
生理盐水							
利多卡因							

【注意事项】

1. 正确使用心电图机，防止损坏。

2. 氯化钡诱发家兔心律失常应超过 15min，再比较两兔心律失常持续时间的差异。

【思考题】

利多卡因对何种类型心律失常的治疗效果较好？为什么？

实验 5-5 呋塞米对急性肾功能衰竭家兔的治疗作用

【实验目的】

1. 复制家兔氯化汞急性中毒性肾功能不全的动物模型。

2. 观察呋塞米对肾功能不全家兔的治疗作用。

【实验原理】

采用肾毒物 $HgCl_2$ 造成家兔急性肾小管坏死，复制急性肾功能不全的动物模型，引起其尿质、尿量、血气、血尿素氮及肾脏形态学变化。研究高效利尿药呋塞米通过利尿及扩张血管对急性肾功能衰竭的干预防治作用。

【实验材料】

1. 实验动物：健康家兔，体重 1.5～2.5kg。

2. 实验药品：10mg/mL 呋塞米溶液、1% $HgCl_2$ 溶液、20%乌拉坦溶液、二乙酰-肟-氨硫脲（DAM-TSC）液、尿素氮标准应用液、5%醋酸溶液、生理盐水等。

3. 实验器材：家兔手术台、台秤、膀胱套管、手术器械、注射器、铁支架、三角烧瓶、试管架、试管、酒精灯、量筒、烧杯、显微镜、血气分析仪、玻片、离心机、分光光度计。

【实验方法】

1. 建立急性肾功能衰竭模型：取家兔 10 只，随机分为甲、乙组。于实验前一天称重后，甲组兔皮下注射 1% $HgCl_2$ 溶液（按 0.5～1.0mL/kg，一次注射），造成急性肾功能不全；乙组兔在相同部位注射等量生理盐水，作为对照。

2. 麻醉及水负荷：兔耳缘静脉注射 20%乌拉坦溶液 5mL/kg 麻醉后，按 10mL/kg 继续注射生理盐水，给予水负荷，仰卧固定于兔手术台。

3. 膀胱插管：下腹部剪毛，在耻骨联合上 1.5cm 处作长约 4cm 的正中切口，分离皮下组织，沿腹白线剪开腹壁及腹膜，暴露膀胱。穿刺取出全部尿液，供尿蛋白定性实验和尿液镜检。在膀胱腹侧面避开血管作一长约 1cm 的切口，放入已充满水的套管（应对准输尿管口），然后结扎固定，松开夹在套管橡皮管上的弹簧夹，尿液即经橡皮管滴出。将膀胱回纳腹腔（切勿扭曲），用盐水纱布覆盖切口。记录 30min 内的尿量。

4. 尿素氮测定：颈部剪毛，颈总动脉分离、插管抽取 1mL 动脉血分析，取 3mL 动脉血离心（1500r/min，10min），取血清用于尿素氮测定用。

5. 给药方法：甲乙两组家兔均静脉注射 10mg/mL 呋塞米溶液 0.5mL/kg（5mg/kg）。给药后每隔 5min 收集一次尿液，连续 6 次，合并各次尿液，记录药后 30min 总尿量。

6. 尿常规检查：取尿沉渣涂在玻片上，显微镜下观察有无异常成分（细胞和管型）。

7. 尿蛋白检查：取尿液 3mL 分别放入试管中，以试管夹夹住试管在酒精灯上加热至沸腾（切勿使尿液溢出），观察有无浑浊。若有浑浊，加数滴醋酸，再加热至沸腾。若尿变清，是尿酸盐所致；若浑浊不退为蛋白阳性。依浑浊程度不同判断尿蛋白含量，标准见表 5-6。

表 5-6　蛋白浊度判断标准

类别	清晰	轻度浑浊	稀薄乳样浑浊	乳浊或少许碎片	絮状浑浊
浊度	—	+	++	+++	++++
含蛋白量(%)	0	0.01～0.05	0.05～0.20	0.20～0.50	>0.50

8. 尿素氮的测定

（1）测定原理：血液中尿素在强酸条件下与二乙酰-肟和氨硫脲共煮沸，生成红色化合物（二嗪衍生物），颜色深浅与尿素氮含量成正比关系，用分光光度法测定可计算出含量。

（2）取 3 只试管分别标号后按表 5-7 操作。

表 5-7　血清尿素氮测定

类别	血清/mL	尿素氮标准液/mL	蒸馏水/mL	二乙酰-肟/mL	酸性尿素氮显影剂/mL
测定管	0.02	—	—	0.5	5.0
标准管	—	0.02	—	0.5	5.0
空白管	—	—	0.02	0.5	5.0

将上述各管充分摇匀，置于沸水浴中加热 10min，再置于流水中冷却 3min，在 520nm 波长下比色，以空白管调“零”，读取各管读数，按下式计算血清尿素氮含量：

$$\text{血清尿素氮}(\%)=\frac{\text{测定管光密度}}{\text{测定管光密度}}\times 20 \qquad (5\text{-}21)$$

9. 血气测定：用血气分析仪测定酸碱参数 pH、HCO_3^-、P_{CO_2} 值、BE 值。

10. 尿中氯离子测定

（1）测定原理：先用硝酸银（$AgNO_3$）结合尿中氯离子（Cl^-），略过量的硝酸银便与铬酸钾（K_2CrO_4）作用，生成橘红色的铬酸银（Ag_2CrO_4）。以消耗硝酸银的量来计算尿中氯离子含量。反应式如下：

$$NaCl + AgNO_3 \longrightarrow AgCl\downarrow + NaNO_3$$

$$2AgNO_3 + K_2CrO_4 \longrightarrow Ag_2CrO_4\downarrow + 2KNO_3$$

（2）试剂反应

① 硝酸银标准液（每 1mL 相当于 Cl 0.606mg）：准确称取硝酸银 2.9063g，置于 1000mL 容量瓶中，加少许蒸馏水溶解，再加蒸馏水至刻度。

② 0.20g/mL 铬酸钾溶液：取铬酸钾 20g，以新鲜蒸馏水溶解并稀释至 100mL。

③ 用吸量管准确吸取尿液 1mL，置于三角烧瓶内，再加蒸馏水 10mL 和 0.20g/mL 铬酸钾 2 滴，摇匀。读出并记录滴定管内硝酸银的体积。向三角烧瓶内慢慢滴入硝酸银标准液，边滴边摇。至原颜色渐退时，逐滴缓慢加入，直至出现不褪色的橘红色。读出滴定管内所余硝酸银的数量，计算出硝酸银消耗的量。计算公式为：

$$Cl^- \text{含量(mg/mL)} = \text{滴定时消耗硝酸银标准液的体积} \times 0.606 \qquad (5\text{-}22)$$

$$\text{总尿 } Cl^- \text{量} = 30\text{min 内尿量(mL)} \times Cl^- \text{含量(mg/mL)} \qquad (5\text{-}23)$$

11. 尿钠测定（比浊法）

（1）测定原理：用无水乙醇沉淀尿中蛋白，得出无蛋白尿滤液，与焦性锑酸钾（$K[Sb(OH)_6]$）作用生成焦性锑酸钠沉淀，与标准管比较求尿钠含量。其化学反应式如下：

$$NaCl + K[Sb(OH)_6] \longrightarrow Na[Sb(OH)_6]\downarrow + KCl$$

（2）试剂反应

① 20mg/mL 焦性锑酸钾溶液：称取焦性锑酸钾 10g 溶于 500mL 沸蒸馏水内；煮沸 3～5min，流水冷却，加 100mg/mL 氢氧化钾 15mL，过滤后储存于塑料瓶或涂有石蜡的棕色玻璃瓶中备用。

② 钠标准液（1mL 钠标准液中含 0.15mg 钠）：取分析纯氯化钠置于 110～120℃烘箱内烘烤 15h 以上。称取此干燥氯化钠 0.3815g，用 50mL 蒸馏水溶解，再以无水乙醇加至 1000mL 并充分混匀。

（3）无水乙醇

取尿液 0.1mL 加入无水乙醇 1.9mL 后用力振摇。放置 10min，离心沉淀蛋白，取上清液按表 5-8 操作。

表 5-8 比浊法尿钠测定操作顺序表

类别	尿上清液/mL	钠标准液/mL	蒸馏水/mL	2%焦性锑酸钾/mL
测定管	0.5	—	—	5.0
标准管	—	0.5	—	5.0
空白管	—	—	0.5	5.0

计算：

$$\text{尿 } Na^+ \text{含量(mg/mL)} = \frac{\text{测定管光密度}}{\text{标准管光密度}} \times \frac{0.075}{0.025} \qquad (5\text{-}24)$$

$$\text{总尿 } Na^+ \text{(mg)} = \text{尿 } Na^+ \text{含量(mg/mL)} \times 30\text{min 尿量(mL)} \qquad (5\text{-}25)$$

式中，0.075 表示标准液中实际含钠量（1mL 钠标准液含 0.15mg 钠，0.5mL 钠标准液含 0.075mL 钠）；0.025 表示测定液含尿量（0.1mL 尿加无水乙醇 1.9mL，稀释至 2mL，实际仅取 0.5mL 供测定用，故为 0.025）。

12. 形态学观察

（1）将对照及中毒家兔处死，取出肾脏，称重，计算肾体比（体重最好为去除胃肠道的体重）。

（2）观察比较 2 只家兔肾脏的大体形态、颜色、光泽、条纹等。

（3）组织切片于显微镜下观察皮质肾小管上皮有无明显的变化、坏死、脱落；管腔有无蛋白、红细胞、管型等。

【注意事项】

1. 尿液中加入无水乙醇后应用力振摇，以使之快速沉淀，蛋白沉淀颗粒均匀。

2. 标准液现用现配，以免光密度增高影响结果。

3. 操作后应立即比浊，避免久置颗粒变粗影响结果。

【思考题】

1. 结合实验，讨论中毒家兔机体发生尿蛋白、管型的机制。

2. 根据实验结果，讨论呋塞米对家兔急性肾功能不全有无治疗作用，分析其可能的机制。

实验 5-6 香丹注射液对垂体后叶素致家兔心肌缺血的保护作用

【实验目的】

1. 学习用垂体后叶素引起心肌缺血的实验方法。

2. 观察药物抗心肌缺血的作用。

【实验原理】

垂体后叶素可引起冠状血管在内的全身血管收缩。利用垂体后叶素的这一作用，使动物产生急性心肌缺血状态，以心电图 ST 段及 T 波产生的变化为指标，观察香丹注射液抗心肌缺血的作用。

【实验材料】

1. 实验动物：健康家兔，2.0～2.2kg。

2. 实验药品：垂体后叶素注射液、香丹（陈香、丹参）注射液、20%乌拉坦溶液、生理盐水等。

3. 实验器材：BL-420 生物机能实验系统、兔手术台、动物电子秤、10mL 注射器、1mL 注射器。

【实验方法】

1. 麻醉动物：选健康家兔 2 只，称重，以 20%乌拉坦耳缘静脉注射（0.8mL/kg）麻醉，仰卧位固定于兔手术台上。

2. 开机启动 BL-420 生物机能实验系统，选择“实验项目”菜单中的“循环实验”菜单项，以弹出“循环实验”子菜单。在“循环实验”子菜单中选择“心电图”（或全导联心电）模块。根据程序提示连接电极。描记一段正常心电图。

3. 给药方法：给家兔耳缘静脉注射垂体后叶素 2.5U/kg（用生理盐水稀释到 3mL）30s 注射完，并立即记录给药后 30s、1min、3min、5min、7min、10min、15min、30min 心电图的变化。待心电图恢复正常后，其中一只家兔耳缘静脉注射香丹注射液 2mL/kg，另一只家兔给予等容量的生理盐水。5min 后再重复第一阶段给予同量的垂体后叶素，观察上述同样时间时心电图的变化。实验方法同上。

【实验结果】

将实验结果填入表 5-9。

表 5-9 香丹注射液对垂体后叶素所致家兔心肌缺血的对抗作用

组别	R-R 间期/s		T 波/mV		ST 段/mV		心率/(次/min)	
	给药前	给药后	给药前	给药后	给药前	给药后	给药前	给药后
生理盐水								
香丹注射液								

【注意事项】

1. 家兔首次给垂体后叶素后心电图若未出现缺血性改变（尤其是 ST 段和 T 波）应淘汰。

2. 给予垂体后叶素的剂量可依据其效价调整，心电图的缺血性变化多发生在注射垂体后叶素后 15min 内。

【思考题】

1. 简述用垂体后叶素建立动物心肌缺血病理模型的原理及优缺点。

2. 阐述香丹注射液抗心肌缺血的作用机制及功效。

第三节 毒理学综合实验

实验 5-7 药物半数致死量（LD_{50}）的测定

【实验目的】

1. 掌握药物安全性评价的主要评价指标，学会考察药物的毒性强度、选择性、发展过程以及造成的损害是否可逆，为诊断、预防和急救治疗提供科学依据奠定基础。

2. 了解测定 LD_{50} 的意义，熟悉常用的 LD_{50} 测定方法和计算方法。

【实验原理】

LD_{50} 是指某一药物给予实验动物后，可引起半数死亡的剂量。LD_{50} 是药物急性毒性试验的一部分，用于衡量某一药物急性毒性的强弱，计算药物的治疗指数，以初步评估药物的安全性。

如图 5-2 所示，在质反应实验中，以对数剂量为横坐标、效应百分率为纵坐标绘图，形成一条对称的“S”形曲线。因动物的生死较其他反应更容易判断，通常以该药物使动物死亡的剂量为效应指标，50％又是质反应量效曲线上最敏感的一点，容易测得，并且测定的准确性高、误差小、易重复，因此，通常以求得 LD_{50} 来衡量一个药物急性毒性的大小。

常用的 LD_{50} 测定方法有改良寇氏法、序贯法、Bliss 法（简化概率单位法）等。各常用

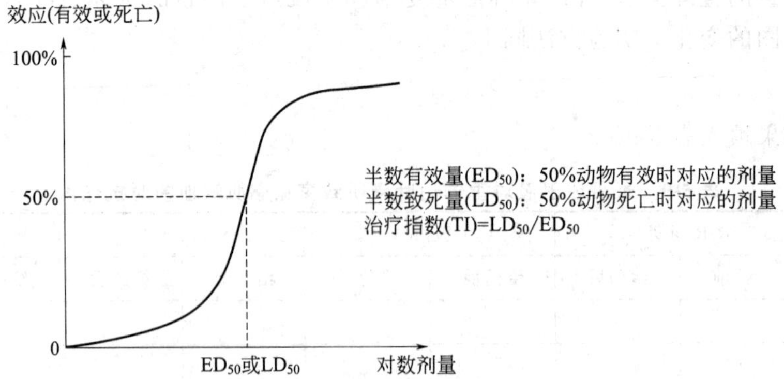

图 5-2　质反应量效曲线

的 LD_{50} 测定方法特点见表 5-10。

表 5-10　常用 LD_{50} 测定方法特点

测定方法	优点	缺点
改良寇氏法	可直接用实验动物死亡率进行计算，方法简单，计算简便，为一般实验室中常规方法	精确度不高。要求相邻两剂量比值相等，最大剂量组药物反应在 80%～100%之间
序贯法（上下法）	方法简便，所需实验动物数量较少，比较节约	动物逐只序贯地进行实验，下一只动物的用药剂量决定于上一只动物的反应情况，实验时间较长。本法适用于快速反应实验。不适用于药物效应出现慢的药物
Bliss 法（简化概率单位法）	通过将反应率转化为概率单位，并进行作业校正、加权直线回归、逐步逼近，是目前计算 LD_{50} 最精确的方法	步骤较为繁杂，需要借助计算软件进行运算。实际应用中，常以此法鉴定或比较其他计算方法的准确性

【实验材料】

1. 实验动物：小鼠 60 只，体重 18～22g，雌雄各半。
2. 实验药品：普鲁卡因溶液。
3. 实验器材：鼠笼、烧杯、注射器、电子秤。

【实验方法】

以小鼠为实验动物，采用改良寇氏法对普鲁卡因进行 LD_{50} 测定。

1. 分组及给药：取小鼠 60 只，体重 18～22g，雌雄各半，随机分为 6 组，每组 10 只。各剂量组给药剂量按等比级数增减，相邻两剂量比值为 1∶0.85，设 5 个剂量组。腹腔注射普鲁卡因溶液，记录各组动物死亡率和死亡时间。

2. 统计分析：按改良寇氏法公式(5-26) 进行计算。

$$LD_{50}=\lg^{-1}[X_m-i(\sum P-0.5)] \tag{5-26}$$

式中，X_m 为最大剂量组剂量对数值；i 为相邻两组剂量高剂量与低剂量之比的对数（相邻两组对数剂量的差值）；P 为各组动物死亡率，用小数表示（如果死亡率为 80%应写成 0.80）；$\sum P$ 为各组动物死亡率之总和。

【实验结果】

将实验结果填写于表 5-11 中。

表 5-11　不同剂量普鲁卡因对小鼠的影响

组别	给药剂量/mL	死亡时间/min	死亡数	死亡率/%	LD_{50}/(mg/kg)
对照组					
剂量组 1					
剂量组 2					
剂量组 3					
剂量组 4					
剂量组 5					

【注意事项】

1. 通过预实验及查阅文献，确定药物引起 0 和 100%死亡率剂量的所在范围。正式实验时各剂量按等比级数分组，应避免最大剂量组的死亡小于 80%，最小剂量组死亡率大于 20%。

2. 室温以 20℃为宜。

3. 认真观察记录给药时间、中毒症状及出现的时间、死亡表现及时间、各组死亡率等。

4. 为了减少误差，需严格控制除药物剂量外的所有非处理因素，最好由同一人给药。

【思考题】

1. LD_{50} 测定的意义？

2. LD_{50} 常用的计算方法有哪些？各有何特点？

实验 5-8　有机磷农药中毒及其解救

【实验目的】

1. 掌握家兔耳缘静脉注射方法。

2. 观察有机磷酸酯类农药的毒性及中毒症状。

3. 了解阿托品、解磷定的解救作用原理。

【实验原理】

机体在正常情况下，神经末梢释放的乙酰胆碱（ACh）可迅速被胆碱酯酶（AChE）水解，从而避免了 ACh 在体内的堆积，当有机磷酸酯类进入机体后，可与 AChE 不可逆性地结合，生成难以水解的磷酰化胆碱酯酶，使 AChE 失去水解 ACh 的能力。造成 ACh 在体内的大量堆积，从而引起一系列的中毒症状：①M 样中毒症状，主要表现为副交感神经兴奋，如腺体、眼、呼吸系统、消化系统、泌尿系统、心血管系统等反应。②N 样中毒症状，主要激动 N 受体所致，表现为肌肉颤动，继而出现肌无力。③中枢神经系统中毒症状，表现为先兴奋后抑制。

抗胆碱药阿托品是 M 受体阻断剂，通过阻断 M 受体解除有机磷酸酯类中毒的 M 样症状，对 N 样中毒症状肌肉震颤没有作用。碘解磷定是胆碱酯酶复活药，主要与磷酰化胆碱酯酶结合，复活胆碱酯酶的活性，恢复其水解 ACh 能力，对 M 及 N 样症状均有效，以缓解骨骼肌震颤的效果最快。此外，碘解磷定还可与游离的有机磷酸酯类结合，生成磷酰化碘解磷定，最终经尿排出体外。

【实验材料】

1. 实验动物：健康家兔，5 只，体重 2.0～2.5kg。

2. 实验药品：8%敌百虫溶液、0.1%硫酸阿托品溶液、2.5%碘解磷定溶液、生理盐水。

3. 实验器材：兔固定箱、电子秤、10mL 注射器 3 个、测瞳尺、干棉球等。

【实验方法】

1. 将家兔分为 5 组，分别为空白对照组（1 号）、模型组（2 号）、阿托品解救药组（3 号）、碘解磷定组（4 号）、阿托品＋碘解磷定组（5 号）。

2. 观察并记录家兔的活动情况、呼吸频率和幅度、唾液分泌情况、瞳孔大小、大小便情况、肌张力及有无肌肉震颤等。

3. 将家兔分别放于固定箱内，1 号家兔由耳缘静脉给予生理盐水（1mL/kg）；2、3、4、5 号家兔分别由耳缘静脉缓慢注射 8%敌百虫溶液（1mL/kg），给药后密切观察上述指标的变化并记录。

4. 当 2、3、4、5 号家兔有明显 M 样、N 样中毒表现时，2 号家兔不给予解救药，观察记录其中毒症状；3 号家兔耳缘静脉注射 0.1%阿托品溶液（2mL/kg）；4 号家兔耳缘静脉缓慢注射 2.5%碘解磷定溶液（4mL/kg），5 号家兔先给予 0.1%阿托品溶液（2mL/kg），而后给予 2.5%碘解磷定溶液（4mL/kg），观察并记录各组家兔给药后的变化。

【实验结果】

将上述结果记录于表 5-12 中，并进行分析。

表 5-12 敌百虫中毒及阿托品和碘解磷定的解救作用

组别	动物体重	药物剂量	一般状态	呼吸/（次/min）	心率/（次/min）	瞳孔大小	唾液分泌	大小便	肌张力	肌肉震颤
1										
2										
3										
4										
5										

【注意事项】

1. 敌百虫可通过皮肤吸收，操作时应佩戴手套。若手或皮肤接触后，应立即用清水冲洗，切勿使用肥皂，因其在碱性环境中可转变为毒性更大的敌敌畏。

2. 耳缘静脉注射敌百虫时，刺激性比较大，需固定好家兔，注意保护静脉血管。

3. 测量瞳孔时，注意光线强度应一致。

4. 若家兔给予敌百虫 15min 后，仍未出现中毒症状，可再追加 1/3 剂量敌百虫溶液。

5. 注意抢救应及时。

【思考题】

1. 家兔敌百虫中毒有哪些表现？

2. 阿托品和碘解磷定的解救作用有何不同？为什么？

3. 临床上有机磷酸酯类农药中毒时，应如何使用解救药？

第四节　设计性实验

实验 5-9　胰岛素的过量反应及其解救

【实验目的】

1. 强化练习小鼠的捉拿方法和腹腔注射给药方法，并观察胰岛素过量导致低血糖反应及其解救方法，验证胰岛素对血糖的影响。

2. 学习实验设计和研究方法，训练科研逻辑思维能力。

【实验原理】

胰岛素是由胰岛 B 细胞分泌的一种蛋白质激素，受内源性或外源性物质如葡萄糖、乳糖、核糖、精氨酸、胰高血糖素等刺激而分泌。胰岛素是机体内唯一降低血糖的激素，其主要生理功能是调节代谢，同时又促进糖原、脂肪和蛋白质的合成。

小鼠注射给予大量胰岛素之后，可导致血糖降低，引起低血糖性休克，发生精神不安、惊厥等现象。通过注射葡萄糖进行解救，观察动物反应。

【实验材料】

1. 实验动物：小鼠 9 只，18～22g。

2. 实验药品：酸性生理盐水、50％葡萄糖注射液、胰岛素溶液（2U/mL）。

3. 实验器材：电子秤、注射器、鼠笼。

【实验方法】

1. 取小鼠，称重，做标记。随机分成 3 组。

2. 第 1 组为对照组，腹腔注射酸性生理盐水；第 2、3 组小鼠腹腔注射 2U/mL 胰岛素溶液 0.1mL/10g。

3. 将小鼠于 30～37℃环境中，观察并比较小鼠的神态、姿势及活动情况。当第 2、3 组小鼠出现明显反应时，第 2 组小鼠腹腔注射 50％葡萄糖注射液 0.1mL/10g 进行解救，第 3 组小鼠不进行解救处理。

继续观察 3 组小鼠的神态、姿势及活动情况，进行记录并分析结果。

【实验结果】

将上述结果记录于表 5-13 中，并进行分析。

表 5-13　过量胰岛素对小鼠的影响及葡萄糖解救

小鼠组号	体重/g	药物及剂量/mL	用药后反应
1		酸性生理盐水 0.1mL/10g	
2		2U/mL 胰岛素溶液 0.1mL/10g 50％葡萄糖注射液 0.1mL/10g	
3		2U/mL 胰岛素溶液 0.1mL/10g	

【注意事项】

1. 小鼠在实验前 18～24h 禁食。

2. 实验宜选用普通胰岛素，并以酸性生理盐水稀释至所需浓度。

3. 保证实验于 30～37℃环境中进行，防止因温度过低，影响实验效果。

4. 学生在设计实验项目时需参考文献。参考文献应罗列在实验报告中。

【思考题】

1. 胰岛素的药理作用和临床用途有哪些？

2. 胰岛素过量会引起什么不良反应？如何抢救？

3. 配制胰岛素溶液时，为什么用酸性生理盐水稀释？

实验 5-10　糖皮质激素对二甲苯所致急性炎症的影响

【实验目的】

1. 学习抗炎药物药理学实验设计和研究的方法，训练科研逻辑思维能力。

2. 通过设计糖皮质激素对二甲苯所致小鼠耳部水肿的影响作用实验，观察糖皮质激素对急性炎症的影响。

【实验原理】

糖皮质激素具有强大的抗炎作用，能明显抑制物理、化学、免疫生物等多种原因引起的炎症。将二甲苯涂于小鼠耳部，可致局部组织炎症，释放某些炎性物质，造成耳部急性渗出性炎症性水肿。糖皮质激素可以抑制炎症的各个阶段，在炎症早期，能够提高血管紧张性，减轻充血，降低毛细血管的通透性，同时抑制白细胞浸润和吞噬反应，减少各种炎症因子的释放，减轻渗出、水肿，从而改善红肿热痛症状。通过测定小鼠耳片的重量，观察炎症的发生及糖皮质激素的抗炎作用。

【实验材料】

1. 实验动物：小鼠 8 只，18～22g，雌雄各半。

2. 实验药品：二甲苯、地塞米松、生理盐水等。

3. 实验器材：分析天平、注射器、打孔器、眼科手术剪等。

【实验方法】

1. 分组：将小鼠编号、称重，做标记。随机分为 2 组，即对照组、地塞米松组，每组 4 只，雌雄各半。

2. 给药：给药组小鼠腹腔注射地塞米松，0.2mL/10g；对照组小鼠腹腔注射生理盐水，0.2mL/10g。

3. 致炎：30min 后，两组小鼠于左耳前后两面均匀涂二甲苯 0.03mL，记录时间。另一侧右耳作对照。

4. 耳片：致炎后 30min，将小鼠颈椎脱臼处死，沿耳郭基线剪下两耳，用打孔器分别在两耳同一部位打下耳片，称重，记录。

5. 计算：肿胀程度＝（左耳片重量－右耳片重量）/右耳片重量×100％。

【实验结果】

将实验所得结果填于表 5-14 中。

表 5-14　糖皮质激素对急性炎症的影响

组别/序号		体重/g	给药剂量/mL	左耳片重量/g	右耳片重量/g	肿胀率/%
对照组	1					
	2					
	3					
	4					
给药组	1					
	2					
	3					
	4					

【注意事项】

1. 耳部涂抹二甲苯要均匀，操作时用力不宜过大。
2. 耳部取材部位尽量一致，称重、计算要准确。
3. 学生在设计实验项目时需参考文献，参考文献应罗列在实验报告中。

【思考题】

1. 二甲苯涂抹耳部引起哪种炎症反应？
2. 在本实验中地塞米松是否有抗炎作用？致炎模型还有哪些？
3. 抗炎药物实验设计的原理和逻辑是什么？

附 录

附录一　RM6240生物信号采集处理系统

随着计算机技术的广泛应用，20世纪90年代以后生物信号采集处理系统在生理学和药理学实验室开始得到普及和应用。RM62系列生物信号采集处理系统有多种型号，其中RM6240BD型、RM6240CB型可用于动物实验。RM6240生物信号采集处理系统能观察到多种整体动物或离体器官在不同的药理实验条件下所发生的机能变化。

其工作原理如下：首先将原始的生物机能信号，包括生物电信号和通过传感器引入的生物非电信号进行放大（有些生物电信号非常微弱，只有进行信号的前置放大才能被观察）、滤波（为了避免在生物信号中夹杂的过强的声、电干扰信号妨碍有用的生物机能信号的观察）等处理，然后对处理的信号通过模/数转换，并将数字化后的生物机能信号传输到计算机内部。计算机则通过专用的生物机能实验软件接收数字信号，并对信号进行实时处理，使生物机能呈现为波形。同时软件还可根据操作者的命令对数据进行指定的处理和分析，并将重要的实验波形和分析数据进行打印。

生物信号采集处理系统设备常具有输出刺激和对多种生物信号进行放大、记录和输出的功能。该类仪器能取代以前使用的刺激器、监听器、前置放大器和示波器。生物信号采集处理系统设备的使用整合了实验室仪器设备，提高了实验效率，为深化现有实验和开设新的实验项目提供了平台和可行性。

RM6240生物信号采集处理系统由硬件和软件两大部分组成。硬件包括外置程控放大器、数据采集板、数据线及各种信号输入、输出线。硬件主要完成对各种生物电信号（如心电、肌电、脑电）与非电生物信号（如血压、张力、呼吸波）的调理和放大，并将之通过模/数转换成数值信号后导入到计算机中。软件主要对信号进行放大、转换、显示、记录、分析和储存。软件主要由RM6240.exe和多个实验子模块组成。硬件和软件的配合使用使操作者可以边实验边观察和保存数据；同时还能进行多种形式的标记，使实验结果直观、准确，利于比较。下文将简要介绍RM6240生物信号采集处理系统的基本功能。

一、仪器参数及设置

RM6240 生物信号采集处理系统所能进行的实验项目包括作用于循环系统、呼吸系统、消化系统、感觉器官、中枢神经系统、泌尿系统等药物的药理学实验。系统已预设了许多实验项目的参数，实验时实验者只要选择相应的项目即可进行实验，或根据实际情况对参数进行调整。系统支持调整后的项目和参数以“自定义实验项目”方式保留。

二、刺激器功能及设置

需要对实验对象进行刺激时可打开刺激器，选择刺激方式并调节刺激参数。设置完成后启动“刺激”按钮，刺激器将按设定的刺激参数和刺激方式输出刺激脉冲。

1. 刺激参数

指系统刺激器输出的脉冲方波的强度（范围：0～10mA）、波宽（范围：0.1～1000ms)、波间隔（范围：0.1～1000ms)、主周期、脉冲数和是否延迟（延迟范围：0.1～1000ms）等指标。

2. 刺激方式

包括单刺激、连续单刺激、双刺激、串单刺激、串双刺激、定时刺激和强度自动增减等刺激模式及高级功能。

三、数据分析测量功能

RM6240 系统数据分析测量是对所记录的信号进行分析处理并计算出各项生理指标。

1. 测量工具

包括移动测量、区域测量、斜率测量、面积测量和传导速度测量等。

2. 分析测量

有实时分析测量和静态分析测量两种。实时测量也称在线分析测量，即指系统实时监测显示实验对象的主要观察指标，同时采集和保存信号数据。静态测量也可称离线分析测量，即系统在数据记录完毕后，对数据进行分析。具体如下。

（1）通用实时测量：选择该项中的“全屏”，在相应的通道左上部将实时显示当前屏波形的数据的最大值、最小值、平均值和峰值。

（2）专用实时测量：指系统实时显示心率和呼吸率的频率或间期。也包括对血压、心室内压的测量。

（3）专用静态测量：包括肌肉收缩连续波分析（分析指标包括平均收缩峰张力、平均舒张谷张力、平均张力等）、压力分析测量（分析指标包括全屏平均值、全屏原始值等）、动脉血压测量（分析指标包括平均收缩压、平均压等）、神经兴奋性突触后电位（测量指标包括峰-峰值、斜率等）。

（4）专用静态统计：可对较长时间区间内的数据进行自动测量和统计，测量的指标有“放电事件统计”“血压平均值”“左心室内压平均值”等。

（5）波动率/间期测量：用于测量当前屏信号的平均波动频率或间期，如测量心电的波动率（代表心率）和对呼吸波动率（代表呼吸率）等。

（6）心电测量：选择该项中的“心率自动测量”，且通道模式设置为“心电”，记录心电图时在通道左上部分实时显示心率。

四、标记

在实验过程中，对实验对象的反应及各种处理进行标注，可提高对实验数据整理的效率。RM6240 系统具有灵活的信号标记和搜索功能。

(1) 字符标记：在“字符标记输入、显示框”输入字符，在数据记录状态下点击“打标记”按钮即可在每个通道上同时打上字符标记。

(2) 时间标记：系统在数据记录状态下在需要标记时刻，用鼠标在记录波形的任意位置点击时间标记即被打在点击处。

(3) 时钟标记：系统在数据记录状态下，在“时钟标记”项下输入标记的间隔时间，点“确定”后系统按设定的时间间隔在各记录通道打上计算机的时钟标记。

(4) 刺激标注：刺激器按照操作者所选择的一组刺激参数发出刺激的同时系统可将该组参数标记在波形中。

五、数据处理

数据处理是用数学的方法对观察记录的生物信号进行分析计算和处理。具体方法有：

1. 微分分析

对信号进行微分计算，并将计算结果以波形形式显示于物理通道或模拟通道中。

2. 积分分析

对信号进行积分分析，并将计算结果以波形形式显示于物理通道或模拟通道中。积分分析可在动态或静态下进行。

3. 频率谱分析

对某一通道内的频率成分进行频率谱分析。

4. 原始波形分析

显示通道原始波形，即退出微分、积分、相关等状态回到原始状态。

5. 直方图分析

(1) 面积直方图：对生物信号进行面积直方图处理，每一直方的高度反映了该直方时间段内原始波形的面积。直方图可用于对放电波形进行各时间段内的放电强度分析。

(2) 频率直方图：对生物信号进行频率直方图处理，可用于对放电波形进行各时间段内的放电频率分析。

6. 数字滤波

对生物信号进行数字滤波。滤波有“低通”“高通”“带通”和“带阻”四种滤波模式。

六、数据保存

RM6240 生物信号采集处理系统的数据以文件的形式保存于计算机硬盘上，一个数据用同一文件名保存于 2 个文件，其扩展名分别是.lsd 和.dat。

七、数据的输出与打印

系统支持导出文件中任意通道的数据以数据文本文件（*.txt）和参数文本文件（*.doc）

形式保存。“数据文本”记录波形数据可以用于SPSS等软件的分析。系统具有数据打印功能。

附录二　人与常用实验动物按体表面积折算的等效计量表

在药理学实验中需要使用同种多个和不同种的实验动物。20世纪药理学家发现对于同种动物的不同个体可以mg/kg或g/kg来计算药物剂量。但如用于不同种类动物之间仅以体重来作为区别给药量的指标常常会发生计算值偏小或过大的现象，使实验无法完成。而若按照体表面积即 mg/m^2 计算则较为合理。此后按体表面积计算给药剂量的概念逐渐为药理学界所接受。通过多次实验，人们发现了进行不同种类动物之间剂量折算的经验性数值，如附表2-1所示。

附表2-1　人与常用实验动物按体表面积折算的等效计量表

动物	小鼠 0.02kg	大鼠 0.2kg	豚鼠 0.4kg	家兔 1.5kg	猫 2.0kg	犬 12.0kg	成人 70.0kg
小鼠 0.02kg	1.0	7.0	12.25	27.8	29.7	124.2	387.9
大鼠 0.2kg	0.14	1.0	1.73	3.9	4.2	17.8	56.0
豚鼠 0.4kg	0.08	0.57	1.0	2.25	2.4	4.2	31.5
家兔 1.5kg	0.04	0.25	0.44	1.0	1.08	4.5	14.2
猫 2.0kg	0.03	0.23	0.41	0.92	1.0	4.1	13
犬 12.0kg	0.008	0.06	0.1	1.0	0.23	1.0	3.1
成人 70.0kg	0.0026	0.018	0.031	0.07	0.078	0.32	1.0

附表2-1使用方法举例：

当由大鼠换算成犬的给药剂量时，首先查纵表头的“大鼠0.2kg”项与横表头的“犬12.0kg”项相交处为17.8。如给予大鼠的某药的剂量为100mg/kg，则0.2kg大鼠的给药量为20mg，犬的给药量为20×17.8/12=29.7mg/kg。

附表2-1提供的折算系数仅为不同种类动物之间剂量折算的经验性数值。在具体实验中折算系数值可能需要进行调整。

附录三　常用生理溶液的配制

一、常用生理溶液的配制要求

1. 渗透压

生理溶液的基本要求是等渗，但不同动物对同一物质的等渗浓度要求不同，如配制生理盐水时，两栖类动物所用NaCl溶液浓度为0.65%，而哺乳动物所用NaCl溶液浓度为0.90%。

2. 各种离子

生理溶液中需含一定比例的不同电解质（或称无机盐类）的离子，如 Na^+、K^+、

Ca^{2+}、Mg^{2+}、H^+、Cl^-、OH^-等。它们是维持组织和器官功能所必需的。组织、器官不同，对生理溶液的成分和浓度的要求也不相同。

3. 适当的 pH 值

生理溶液的 pH 值一般要求在 7.0～7.8，偏酸或偏碱都会影响组织和器官的功能。为使生理溶液具有适当的 pH 值，需要在其中加入缓冲液。常用的缓冲对有 K_2HPO_4/KH_2PO_4 和 $Na_2CO_3/NaHCO_3$。

4. 营养物质

生理溶液中须加入一定量的葡萄糖等营养物质以为实验所用组织的活动提供能量。需注意葡萄糖应在临用时加入生理溶液中，细胞培养液内需加入多种氨基酸及血清等营养物质。

5. 氧气

有些离体器官需要氧气才能保持其生理功能，如离体的兔心、离体的兔乳头瘤、离体子宫等。一般用含有 95%O_2 和 5%CO_2 的混合气体对生理溶液进行通氧。有时通氧所用的混合气体可用空气代替，如使用离体肠平滑肌作为实验材料时。

二、常用生理溶液的成分和适用的组织、器官

人工生理溶液种类繁多，其成分、含量不同，适用的组织也有所不同。附表 3-1 列出了几种在药理学实验中常用的生理溶液。

附表 3-1　常用生理溶液（每 1000mL）的成分和配制　　（单位：g）

成分	林格氏液（两栖动物）	乐氏液（哺乳动物）	台氏液（哺乳动物）	生理盐水	
				两栖动物	哺乳动物
NaCl	6.5	9.0	8.0	6.5	9.0
KCl	0.14	0.42	0.2	—	—
$CaCl_2$	0.12	0.24	0.2	—	—
$NaHCO_3$	0.2	0.1～0.3	1.0	—	—
NaH_2PO_4	0.01	—	0.05	—	—
$MgCl_2$	—	—	0.1	—	—
葡萄糖	2.0	1.0～2.5	1.0	—	—
氧气	—	含氧	含氧	—	—
蒸馏水	加至 1000mL	加至 1000mL	加至 1000mL	加至 1000mL	加至 1000mL

附录四　常用实验动物的一般生理常数

附表 4-1　常用实验动物生物学数据参考

指标	小鼠	大鼠	豚鼠	家兔	猫	犬
适用体重/kg	0.018～0.025	0.12～0.20	0.2～0.5	1.5～2.5	2～3	5～15
平均寿命/年	1.5～2.0	2.0～3.5	6～8	4～9	8～10	10～15

续表

指标	小鼠	大鼠	豚鼠	家兔	猫	犬
性成熟/月	1.2～1.7	2～8	4～6	5～6	6～8	8～10
妊娠期/天	18～21	22～24	62～68	28～33	52～60	58～65
产仔数/只	4～15	8～15	1～6	4～10	3～6	4～10
哺乳期/周	3	3	3	4～6	4～6	4～6
体温/℃	37.4	38.0	39.0	39.0	38.5	38.5
呼吸/(次/min)	136～216	100～150	100～150	50～90	30～50	20～30
心率/(次/min)	400～600	250～400	180～250	150～220	120～180	100～200
收缩压/kPa	12.7～18.4	11.0～16.0	10.7～12.5	12.7～17.3	14.6～18.6	12.7～18.2
舒张压/kPa	8.9～12.0	8.0～12.0	7.3～7.7	8.0～12.0	8.0～12.0	6.4～9.6
血容量占体重的百分比/%	7.8	6.0	5.8	7.2	7.2	7.8
红细胞/($\times10^{12}$/L)	7.7～12.5	7.2～9.6	4.5～7.0	4.5～7.0	6.5～9.5	4.5～8.0
血红蛋白/(g/L)	100～190	120～170	110～165	80～150	70～155	110～180
血小板/($\times10^{9}$/L)	60～110	50～100	68～87	38～52	10～50	10～60
白细胞总数/($\times10^{9}$/L)	6.0～10.0	6.0～15.0	8.0～12.0	7.0～11.3	14.0～18.0	9.0～13.0
中性粒细胞/%	12～44	9～34	22～50	26～52	44～82	62～80
嗜酸性粒细胞/%	0～5	1～6	5～12	1～4	2～11	2～24
嗜碱性粒细胞/%	0～1	0～1.5	0～2	1～3	0～0.5	0～2
淋巴细胞/%	54～85	65～84	36～64	30～82	15～44	10～28
单核细胞/%	0～15	0～5	3～13	2.5～7.5	0.5～0.7	3～9

附表 4-2　不同周龄小鼠体重参考　　单位：g

品系	性别	出生周龄(w)							
		1	2	3	4	5	6	7	8
昆明	♂	5.82	8.35	14.80	22.60	33.25	39.25	39.90	40.05
	♀	5.54	7.90	13.55	21.35	27.90	32.80	34.70	34.80
BALB/c	♂	3.50	5.60	7.40	12.45	16.10	17.40	18.65	21.25
	♀	3.35	5.50	7.32	11.60	14.75	15.60	16.10	18.16
C57BL/6	♂	3.50	5.60	6.90	12.57	18.10	20.50	21.60	22.40
	♀	3.42	5.55	6.40	12.20	16.90	18.40	19.00	21.25
615	♂	4.64	7.96	9.83	19.00	22.58	25.96	27.96	28.83
	♀	4.64	7.96	9.83	15.75	20.75	21.88	23.12	24.16
C3H	♂	4.40	7.70	9.70	13.30	17.20	20.00	21.20	22.30
	♀	4.40	7.70	9.70	12.10	15.20	17.80	18.00	19.27

附表 4-3　不同周龄大鼠体重参考　　单位：g

品系	性别	出生周龄(w)							
		0	4	5	6	7	8	9	10
Wister	♂	56	97	134	187	233	297	325	370
	♀	54	91	134	166	209	214	232	246

续表

品系	性别	出生周龄(w)							
		0	4	5	6	7	8	9	10
SD	♂	52	101	150	206	262	318	365	399
	♀	50	86	130	172	210	240	240	272

附表 4-4　不同周龄豚鼠体重参考　　单位：g

品系	性别	出生周龄(w)							
		2.5(18 日龄)	4	5	6	7	8	9	10
ST-2	♂	204	267	326	374	411	465	499	539
	♀	206	254	293	333	365	415	451	480
顿金哈	♂		232	290	325	364	407	444	560
德莱种	♀		212	258	283	308	347	377	406

附表 4-5　不同月龄家兔体重参考　　单位：kg

性别	出生月龄(m)											
	1	2	3	4	5	6	7	8	9	10	11	12
♂	0.51	1.18	1.79	2.38	2.88	3.15	3.51	3.99	4.24	4.38	4.46	4.55
♀	0.50	1.17	1.71	2.37	2.65	2.89	3.20	3.40	3.50	3.63	3.66	3.72

附录五　统计软件在药理学实验中的应用

药理学研究通过合理的实验设计得到真实的数据，再根据数据的特点，正确运用统计学思维及统计分析方法，处理药物研究数据的同质性和变异性问题，由偶然性发现必然规律性，从而得到可靠的结果和科学的结论。选择恰当的统计分析软件，对数据资料进行管理、统计和分析，可以使药理学研究更加科学、高效。

目前可用于医学研究数据分析的软件种类较多，如 SPSS、SAS、Stata、Minitab、Matlab 等，各自的基础分析计算功能都非常强大、高效，医学数据研究中的大部分问题都可以通过它们来解决，医务工作或药物研究者掌握其中任意一种软件即可。

SPSS（statistical product and service solutions）软件集数据录入、资料编辑、数据管理、统计分析、报表制作、图形绘制为一体，在药理学研究数据分析处理中应用最为广泛。SPSS 统计功能包括常规的集中描述和差异描述、相关分析、回归分析、方差分析、卡方检验、t 检验和非参数检验等方法，软件操作界面简洁，使用者仅需要关心应该选用何种统计方法，而无需校验方法本身和软件的计算过程，即可完成数据分析。

（一）描述统计

例 5-1　已知某地区 36 名学前儿童性别、年龄、体重、身高、左眼视力与右眼视力等生长发育数据，并已建立数据文件＜学前儿童体检数据.sav＞见附图 5-1。试对其中变量体重、身高进行描述统计分析，计算其均值、标准差、极差、标准误、偏度和峰度并对变量体重、身高生成其标准化数据的新变量。

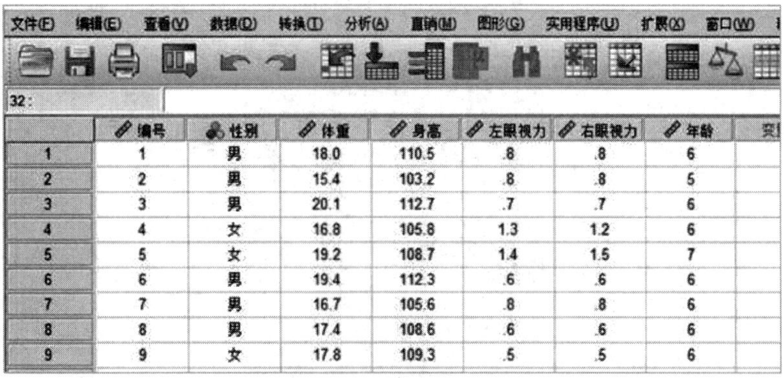

	编号	性别	体重	身高	左眼视力	右眼视力	年龄
1	1	男	18.0	110.5	.8	.8	6
2	2	男	15.4	103.2	.8	.8	5
3	3	男	20.1	112.7	.7	.7	6
4	4	女	16.8	105.8	1.3	1.2	6
5	5	女	19.2	108.7	1.4	1.5	7
6	6	男	19.4	112.3	.6	.6	6
7	7	男	16.7	105.6	.8	.8	6
8	8	男	17.4	108.6	.6	.6	6
9	9	女	17.8	109.3	.5	.5	6

附图 5-1　学前儿童体检数据

【操作路径】

从菜单选择“分析”→“描述统计”→“描述”，系统会弹出“描述”主对话框，见附图 5-2、附图 5-3。

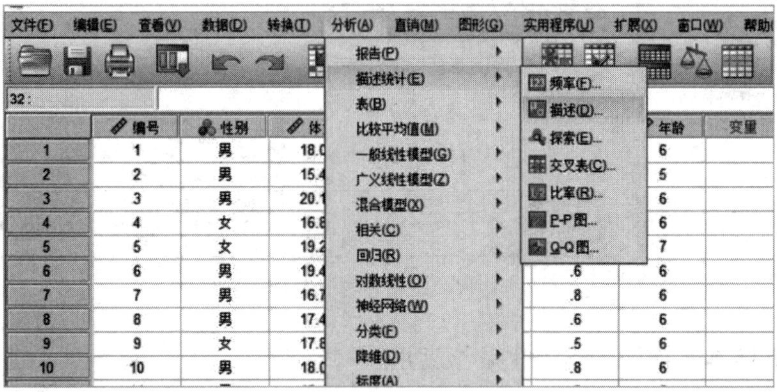

附图 5-2　菜单选择“描述”操作路径

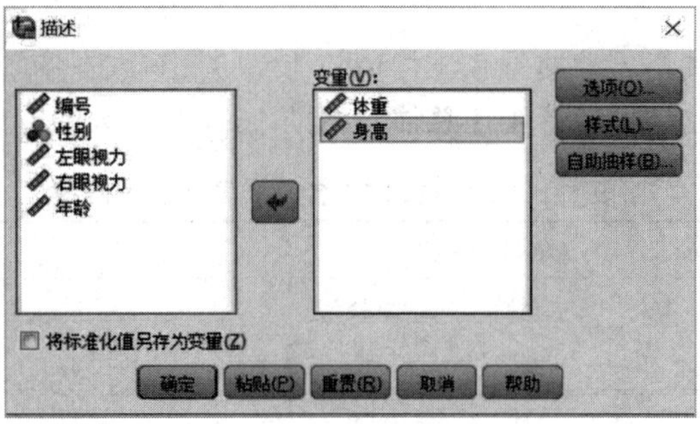

附图 5-3　“描述”主对话框

单击“选项”，弹出如附图 5-4 所示的“描述：选项”对话框，该对话框用于指定输出的描述性系统统计量。

若单击“样式”“自助抽样”，可分别进行输出格式或样式的选择，生成自助抽样估计的 SPSS 过程。描述统计分析“描述”过程输出结果较简单，见附图 5-5。

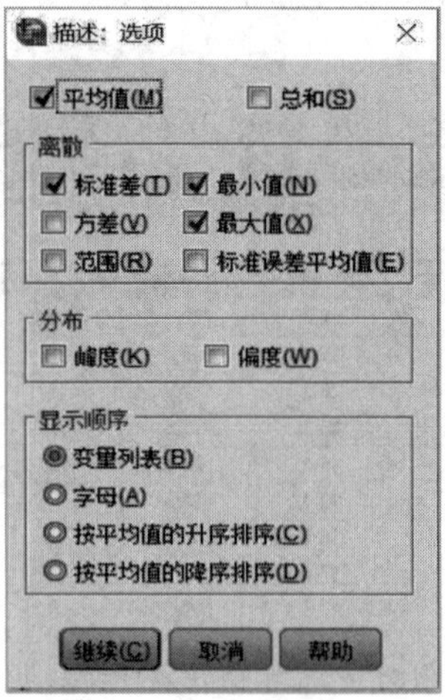

附图 5-4 “描述：选项”对话框

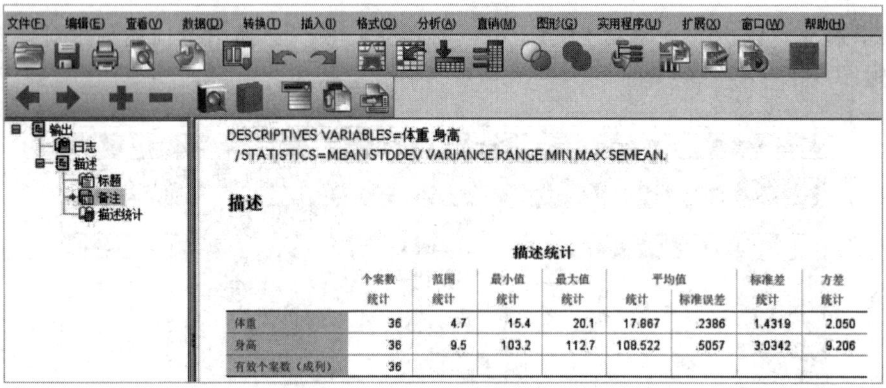

附图 5-5 描述统计量图

（二）单样本 t 检验的 SPSS 操作应用

例 5-2 随机抽取某小区 27 名 42 岁以上的成年男性，测量其舒张压（mmHg）、年龄（岁），数据如附表 5-1 所示。所建立的 SPSS 数据集为<成年男性血压等数据. sav>，见附图 5-6。

（1）试检验该地区成年男性的舒张压均值与 130/mmHg 是否有显著差异？

（2）试给出该地区成年男性舒张压总体均值的 95%置信区间。

附表 5-1 随机抽取 27 名成年男性舒张压值

编号	1	2	3	4	5	6	7	8	9
舒张压/mmHg	132	149	132	148	146	137	120	126	161
年龄	50	54	48	52	54	53	43	43	63
编号	10	11	12	13	14	15	16	17	18
舒张压/mmHg	170	152	164	144	150	142	135	142	145
年龄	63	63	65	58	56	55	57	46	49
编号	19	20	21	22	23	24	25	26	27
舒张压/mmHg	134	140	138	134	122	130	138	152	138
年龄	50	54	56	45	42	49	51	64	56

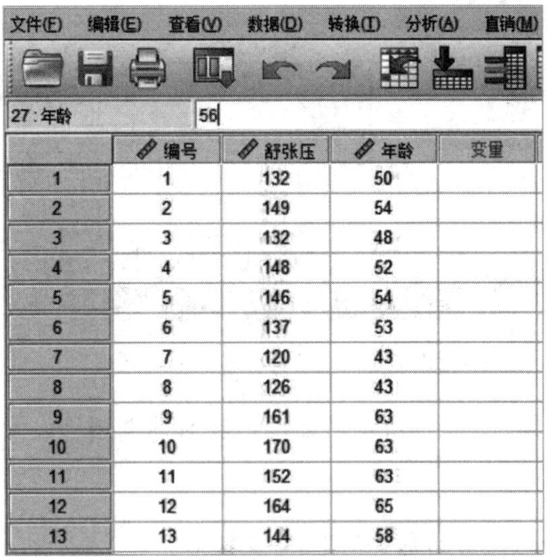

附图 5-6　<成年男性血压等数据.sav>数据集

【操作路径】

从菜单选择“分析”→“比较平均值”→“单样本 t 检验”，系统会弹出“单样本 t 检验”对话框见附图 5-7、附图 5-8，用于设定进行 t 检验的变量和已知的检验值。

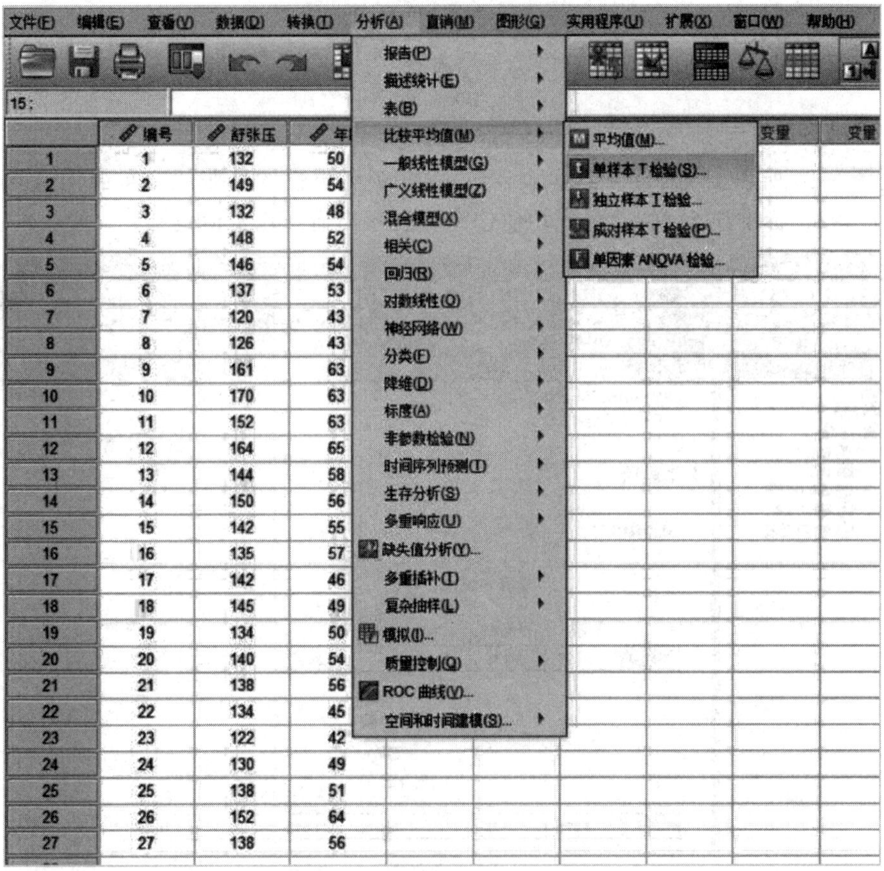

附图 5-7　单样本 t 检验过程界面

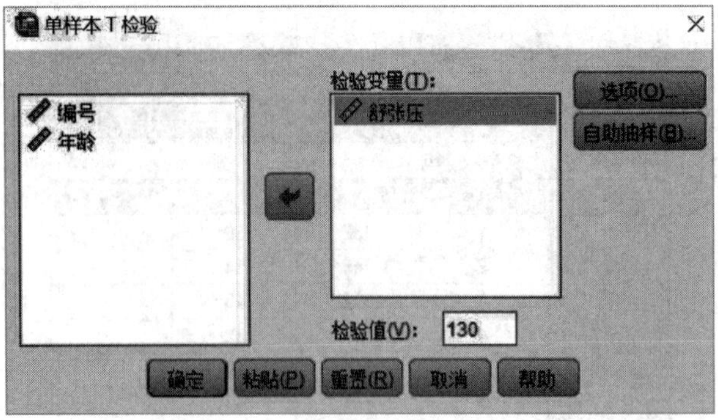

附图 5-8 “单样本 t 检验”对话框

单击“选项”，弹出如附图 5-9 所示对话框，该对话框用于设置置信区间估计和缺失值处理方式。

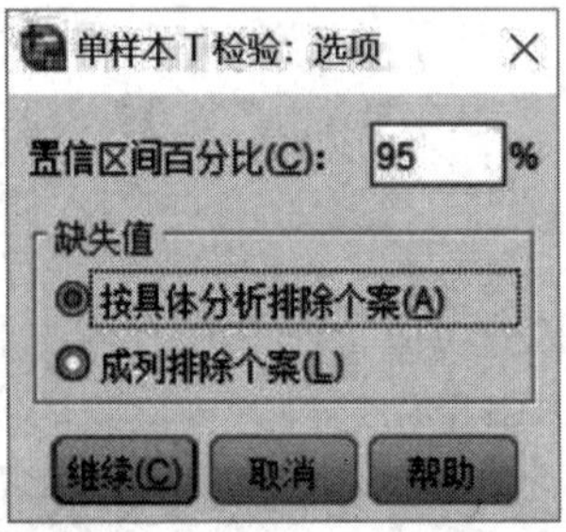

附图 5-9 “选项”对话框

【实例输出结果】

如附图 5-10 所示，单样本统计量表输出了这 27 名男性的舒张压变量的均值为 141.52，标准差 11.992，标准误 2.308。血压均值偏高，已超出血压正常值范围。

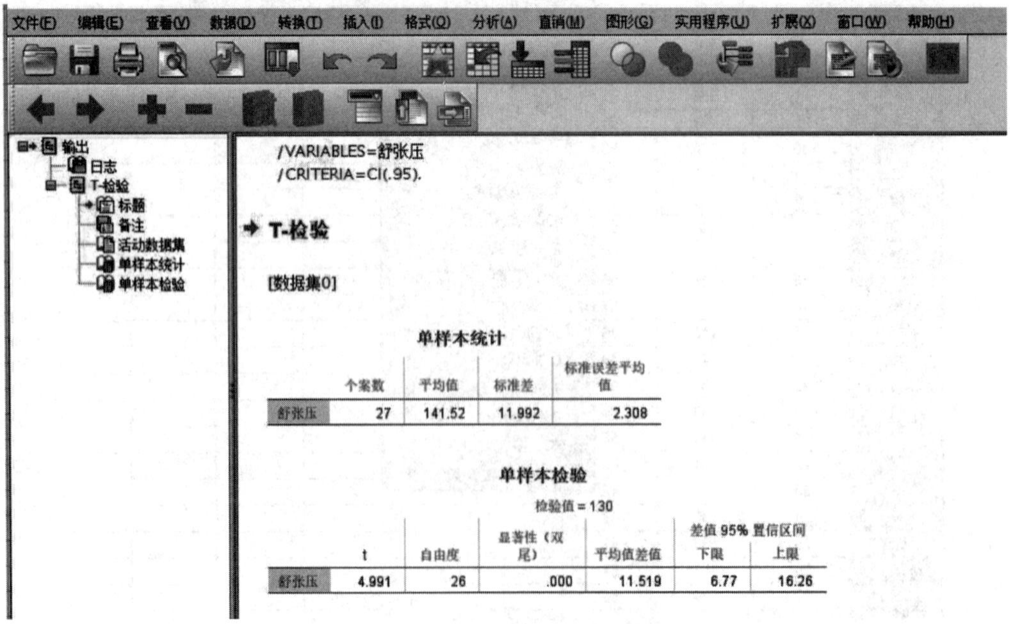

附图 5-10 实例输出结果

单样本检验表为单样本 t 检验的分析结果，表格第一行注明了用于比较的已知检验值（test value）为 130，第二行从左到右依次为 t 值（t）、自由度（df）、概率 P 值（sig2-tailed）、两均值之差（mean difference）、差值的 95%置信区间（95% confidence interval of the difference）。输出结果中，$t=4.991$，概率值 $P=0.000$，远小于显著性水平 0.05，因此拒绝原假设认为舒张压总体均值与 130 有显著差异。

单样本检验最后两列给出总体均值 μ 与检验值 130 之差的 95%置信区间为（6.77，16.26），由此可推算出该地区成年男性舒张压总体均值 μ 的 95%置信区间为（136.77，146.26）。

95%的置信区间表明，有 95%的把握认为总体均值在 136.77～146.26 之间，而 130 不包含在置信区间内，也证实了上述检验推断结论。

（三）独立样本 t 检验的 SPSS 操作应用

例 5-3 某克山病区测得 9 例急性克山病患者与 10 名健康人的血磷值（mmol/L），见附表 5-2。

附表 5-2 克山病患者与 10 名健康人的血磷值 单位：mmol/L

类别	1	2	3	4	5	6	7	8	9	10
患者	6.53	6.40	5.78	5.58	5.18	4.73	4.32	3.73	3.24	—
健康人	4.57	4.17	4.14	3.73	3.60	2.50	2.34	2.43	1.98	1.67

已知这两组数据均来自正态总体。

（1）试问该地急性克山病患者与健康人的血磷值是否不同？（$a=0.05$）

（2）试给出该地克山病患者血磷值与健康人血磷值这两个总体均值差值的 95%置信区间。

【操作路径】

在进行两独立样本 t 检验之前，正确组织数据建立数据集是非常关键的。SPSS 要求将两组样本数据存放在同一个 SPSS 分析变量中，即存放在一个 SPSS 变量列上。同时还应定义一个存放在各组标识的分组变量。

从菜单选择“分析”→“比较平均值”→“独立样本 t 检验”系统（附图 5-11）会弹出“独立样本 t 检验”主对话框见附图 5-12，用于设定进行独立样本 t 检验的检验变量和分组变量等。

在“分组变量”下方框中选定分组变量时，必须单击“定义组”弹出如附图 5-13 所示的“定义组”对话框，选定进行 t 检验的分组变量中 2 个比较组别的输入值。

输出结果如附图 5-14，不同组别的统计量分别给出了克山病患者与健康人各自血磷值的基本描述统计量。克山病患者与健康人的样本量分别是 9 和 10，两组血磷值的平均值分别为 5.0544 和 3.1130，数值之间有一定差距。但是，这种差距是抽样误差还是系统误差，其对应总体的均值是否相同还要具体观察 t 检验的结果。

附图 5-15 独立样本 t 检验给出了两独立样本 t 检验结果，对该结果的分析可通过以下两步完成：

首先，对两总体方差是否相等（方差齐性）进行了 F 检验。这里，该 F 检验的 $F=0.000$，概率值[Sig(2-tailed)]$P=0.986>a=0.05$，故认为，两总体的方差无显著性差异，方差齐性成立。

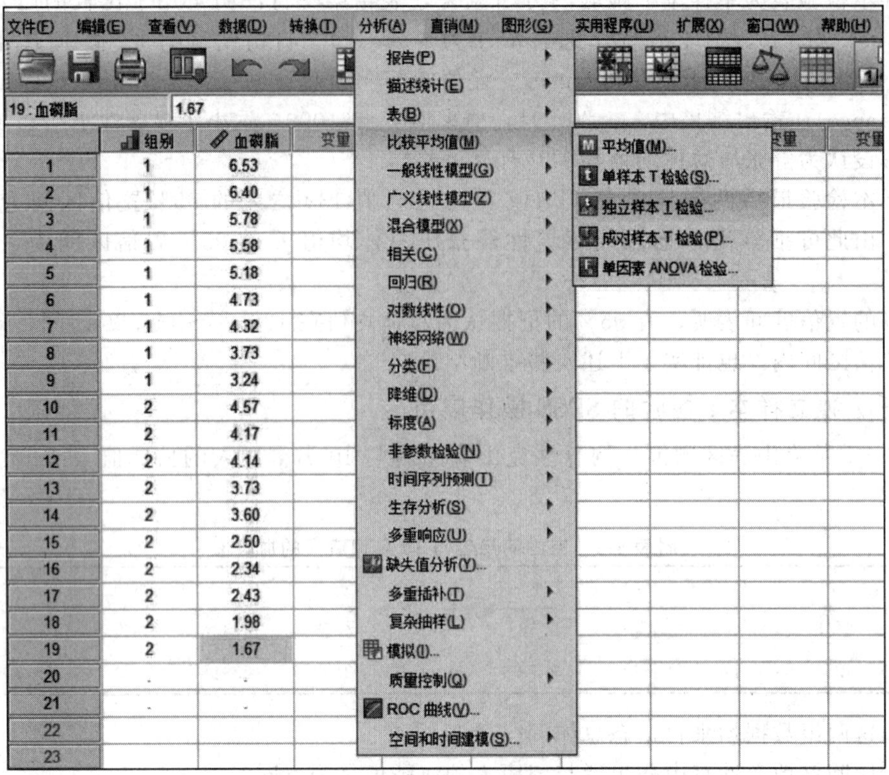
文件(F) 编辑(E) 查看(V) 数据(D) 转换(T) 分析(A) 直销(M) 图形(G) 实用程序(U) 扩展(X) 窗口(W) 帮助(H)
19：血磷脂 1.67
组别
血磷脂
变量
1 1 6.53
2 1 6.40
3 1 5.78
4 1 5.58
5 1 5.18
6 1 4.73
7 1 4.32
8 1 3.73
9 1 3.24
10 2 4.57
11 2 4.17
12 2 4.14
13 2 3.73
14 2 3.60
15 2 2.50
16 2 2.34
17 2 2.43
18 2 1.98
19 2 1.67
20
21
22
23
报告(P)
描述统计(E)
表(B)
比较平均值(M)
一般线性模型(G)
广义线性模型(Z)
混合模型(X)
相关(C)
回归(R)
对数线性(O)
神经网络(W)
分类(F)
降维(D)
标度(A)
非参数检验(N)
时间序列预测(T)
生存分析(S)
多重响应(U)
缺失值分析(Y)...
多重插补(T)
复杂抽样(L)
模拟(I)...
质量控制(Q)
ROC 曲线(V)...
空间和时间建模(S)...
平均值(M)...
单样本 T 检验(S)...
独立样本 T 检验...
成对样本 T 检验(P)...
单因素 ANOVA 检验...

附图 5-11 过程界面说明

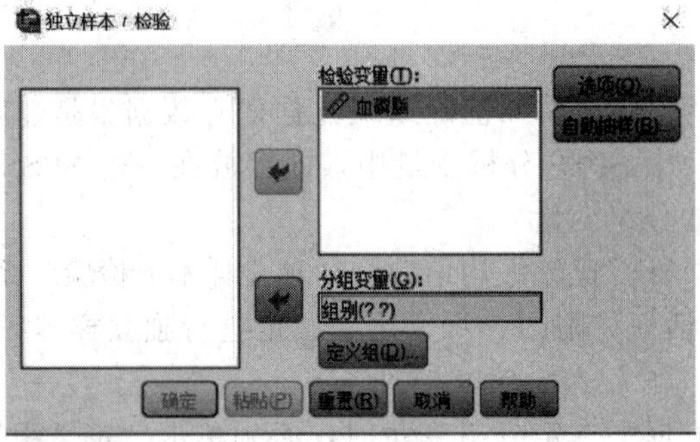
独立样本 t 检验
检验变量(T):
血磷脂
选项(O)...
自助抽样(B)...
分组变量(G):
组别(? ?)
定义组(D)...
确定
粘贴(P)
重置(R)
取消
帮助

附图 5-12 "独立样本 t 检验"主对话框

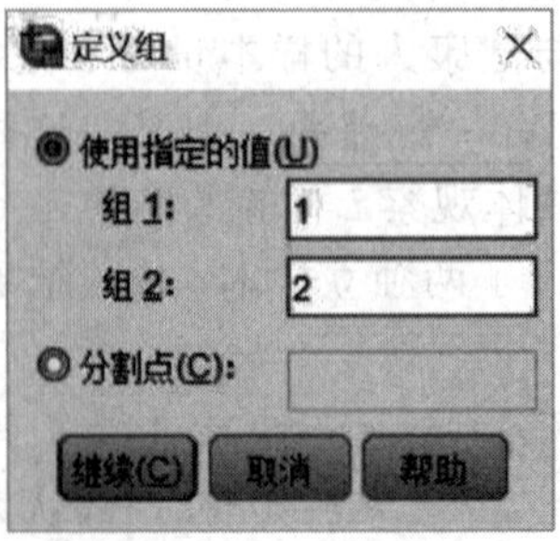
定义组
使用指定的值(U)
组 1: 1
组 2: 2
分割点(C):
继续(C)
取消
帮助

附图 5-13 "定义组"对话框

组统计

	组别	个案数	平均值	标准差	标准误差平均值
血磷脂	1	9	5.0544	1.14549	.38183
	2	10	3.1130	1.03915	.32861

附图 5-14　不同组别的统计量

独立样本检验

		莱文方差等同性检验		平均值等同性t检验						
		F	显著性	t	自由度	显著性（双尾）	平均值差值	标准误差差值	差值95% 置信区间 下限	上限
血磷脂	假定等方差	.000	.986	3.875	17	.001	1.94144	.50104	.88434	2.99855
	不假定等方差			3.854	16.294	.001	1.94144	.50376	.87508	3.00781

附图 5-15　独立样本 t 检验

然后，对两总体均值是否相等进行 t 检验。如果方差相等，观察分析结果中“Equal variances assumed”列的 t 检验概率值；如果方差不相等，观察“Equal variances not assumed”列的 t 检验概率值。本例已检验得知两总体方差无显著差异，因此应看第一列（Equal variance assumed）的 t 检验结果。因 $t=3.875$，概率值[Sig(2-tailed)]$P=0.001<a=0.05$，因此认为，两总体的均值存在显著差异，即该地急性克山病患者与健康人的血磷值是不同的。

最后，两列给出了两个总体均值之差（$\mu_1-\mu_2$）的 95%置信区间的置信下限（Lower）0.884 和置信上限（Upper）2.998，故所求克山病患者血磷值与健康人血磷值这两个总体均值差值的 95%置信区间为（0.884～2.998）。该置信区间不包含 0 在内，也证实了上述 t 检验推断结论成立。

（四）两配对样本 t 检验的 SPSS 操作应用

例 5-4　为研究某种治疗对体重是否有显著的影响，特抽取 20 名志愿者进行实验，志愿者治疗一个疗程前后的体重变化如附表 5-3 所示。已知其体重数据服从正态分布，试用配对 t 检验法判断该治疗是否能够引起志愿者的体重的显著变化？

附表 5-3　20 名志愿者治疗前后的体重

类别	1	2	3	4	5	6	7	8	9	10
治疗前体重/kg	73.3	67.5	84.4	68.0	89.6	74.5	67.8	68.5	67.7	80.0
治疗后体重/kg	70.5	70.2	82.5	70.7	82.6	75.0	66.7	67.2	67.7	79.8
类别	11	12	13	14	15	16	17	18	19	20
治疗前体重/kg	91.0	79.2	76.3	73.5	76.4	67.8	93.1	65.1	57.2	69.9
治疗后体重/kg	86.7	74.9	77.8	75.4	76.8	69.8	84.9	67.8	60.3	69.4

【操作路径】

两配对样本 t 检验的数据，建 SPSS 数据集的工作比较简单，只需将两组配对样本数据分别依次存放在两个 SPSS 变量即可。如附图 5-16 数据集＜治疗前后的体重.sav＞所示。

从菜单选择“分析”→“比较平均值”→“成对样本 t 检验”，系统会弹出“成对样本 t 检验”对话框见附图 5-17，用于设定进行配对 t 检验的两个配对检验变量。

实例输出结果如附图 5-18，配对样本的统计给出了治疗前后的 20 名志愿者的体重的基

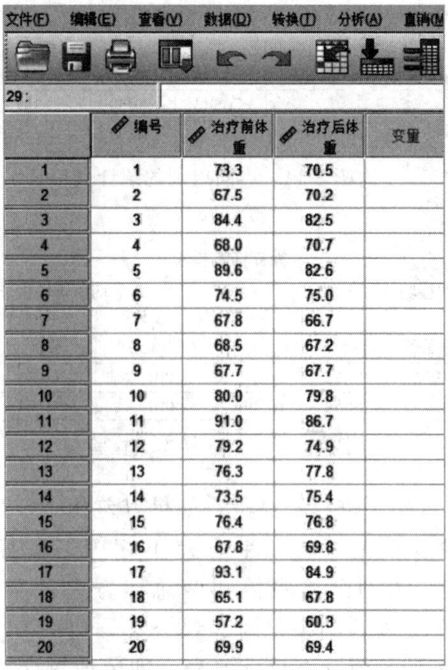

	编号	治疗前体重	治疗后体重	变量
1	1	73.3	70.5	
2	2	67.5	70.2	
3	3	84.4	82.5	
4	4	68.0	70.7	
5	5	89.6	82.6	
6	6	74.5	75.0	
7	7	67.8	66.7	
8	8	68.5	67.2	
9	9	67.7	67.7	
10	10	80.0	79.8	
11	11	91.0	86.7	
12	12	79.2	74.9	
13	13	76.3	77.8	
14	14	73.5	75.4	
15	15	76.4	76.8	
16	16	67.8	69.8	
17	17	93.1	84.9	
18	18	65.1	67.8	
19	19	57.2	60.3	
20	20	69.9	69.4	

附图 5-16 <治疗前后的体重.sav>数据集

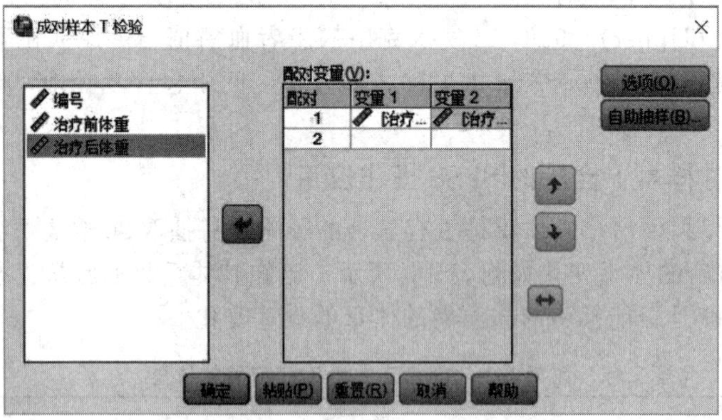

附图 5-17 “成对样本 t 检验”对话框

本描述统计量：均值、样本容量、标准差和标准误差平均值。治疗前的体重均值为 74.540，治疗后的体重 73.835，略有下降。而治疗前后其体重的总体均值是否有显著差异，还要具体观察配对样本 t 检验的结果。

配对样本统计

		平均值	个案数	标准差	标准误差平均值
配对1	治疗前体重	74.540	20	9.3974	2.1013
	治疗后体重	73.835	20	6.9856	1.5620

附图 5-18 配对样本的统计

附图 5-19 配对样本的相关性说明，治疗前后体重的相关系数相关性很高，达到 0.964，

其概率值 $P=0.000<0.005$，表明数据相关程度十分显著，不独立。

配对样本相关性

		个案数	相关性	显著性
配对1	治疗前体重&治疗后体重	20	.964	.000

附图 5-19 配对样本的相关性

附图 5-20 配对样本的 t 检验所示两配对样本检验结果。表中列出两配对变量值 $d=0.7050$，标准 $S_d=3.2417$ 和差值 d 的 95%置信区间（-0.8122，2.2222）。因为配对样本的 t 检验的统计量 $t=0.973$，概率值为 $P=0.343>0.05$，故接受零假设 H_0，认为治疗前体重的均值和治疗后体重的均值无显著差异，即该治疗方式对体重没有明显的影响。

配对样本检验

		配对差值							
		平均值	标准差	标准误差平均值	差值95% 置信区间 下限	上限	t	自由度	显著性(双尾)
配对1	治疗前体重-治疗后体重	.7050	3.2417	.7249	-.8122	2.2222	.973	19	.343

附图 5-20 配对样本的 t 检验

（五）方差分析的 SPSS 操作应用

例 5-5 考察不同提取方法对某中药提取率的影响，现用 4 种不同的提取方法进行试验，每种方法各做 5 次试验，得到的中药提取率，如附表 5-4 所示。

附表 5-4 四种提取方法下该中药提取率

提取方法	甲	乙	丙	丁
提取率/%	84	80	92	83
	87	84	94	86
	90	83	97	85
	88	82	93	81
	91	87	95	79
平均提取率/%	88	83.2	94.2	82.8

根据不同提取方法下中药的提取率数据附表 5-4，考察不同提取方法下中药的提取率的平均值是否有显著差异？（$a=0.05$）

本例为单因素方差分析问题。应检验的零假设是：

$$H_0=\mu_1=\mu_2=\mu_3=\mu_4$$

即不同提取方法下中药的提取率的均值无显著差异。

【操作路径】

变量设置时，将不同提取方法下中药的提取率数据录入同一观测变量“提取率的影响”，数值变量；同时设置分组变量“提取方法”，以区分提取方式的组别，其取值 1＝甲、2＝乙、3＝丙、4＝丁，名义变量。所建 SPSS 数据集＜提取方式与提取率.sav＞，见附图 5-21。

从菜单选择“分析”→“比较平均值”→“单因素方差分析”，系统会弹出“单因素方差分析”对话框，如附图 5-22，用于设定方差分析的观测变量、分组变量（因素）等。

打开“单因素检验”录入因变量和因子如附图 5-23。

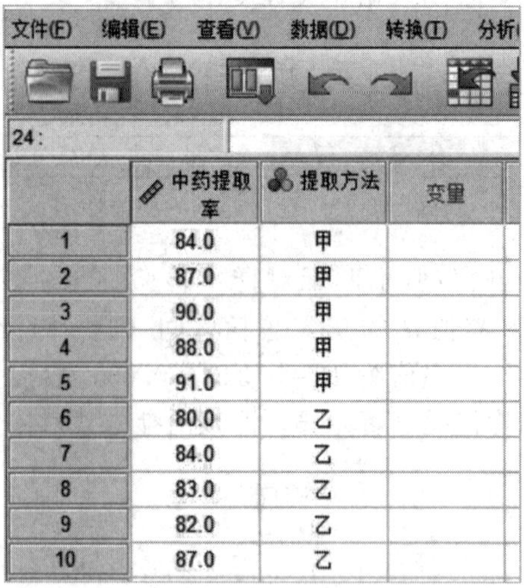

附图 5-21 <提取方式与提取率.sav>数据集

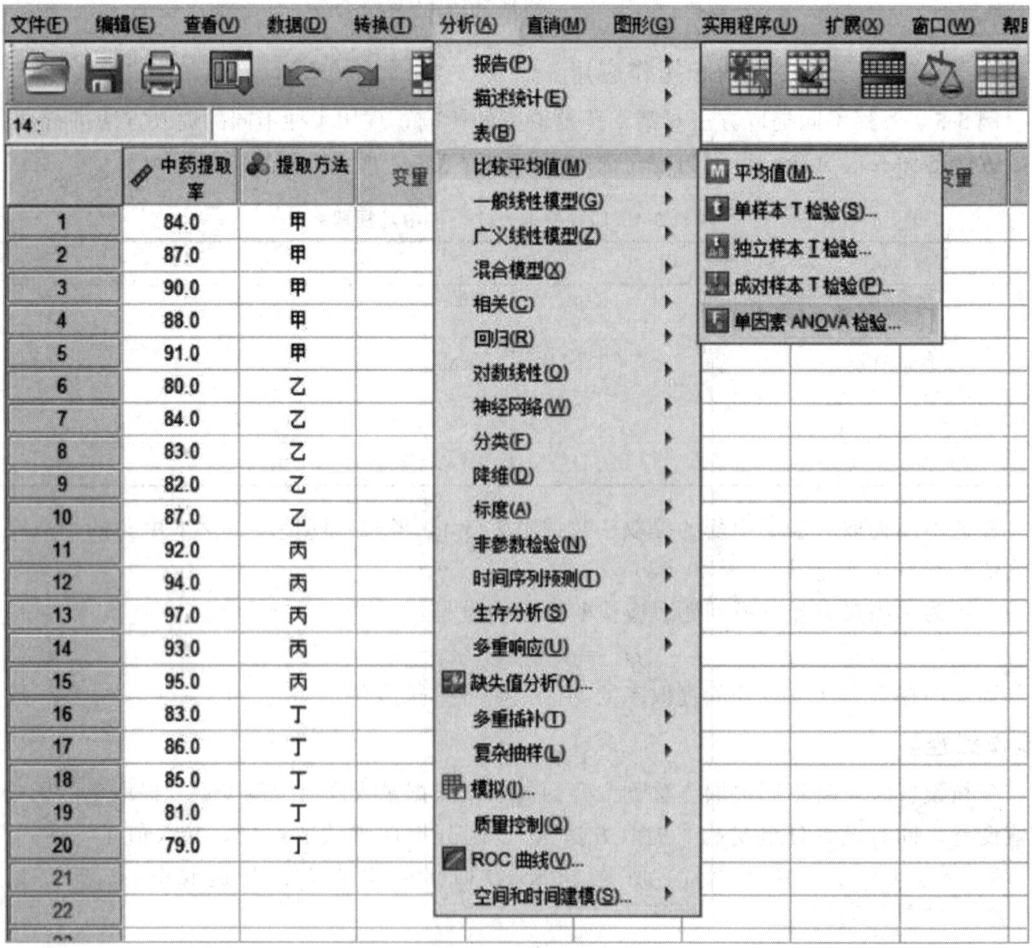

附图 5-22 过程界面

打开“单因素检验”打开“对比”对话框（附图 5-24），该对话框用于均值的趋势对比检验。

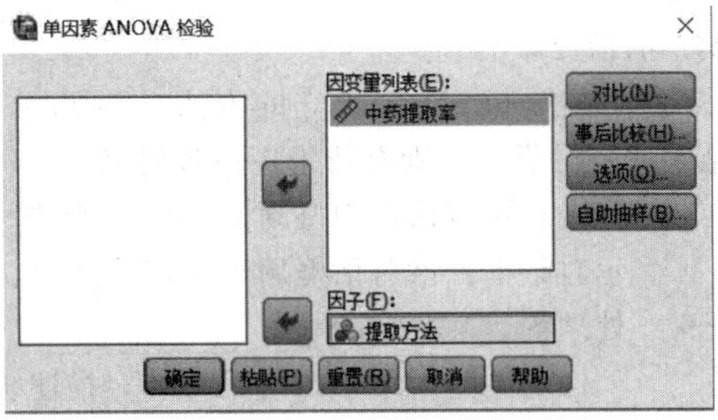

附图 5-23 “单因素检验”对话框

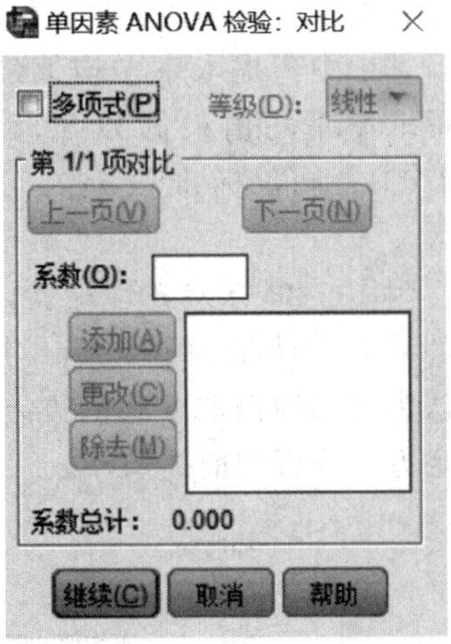

附图 5-24 “对比”对话框

在主对话框中单击“事后多重比较”，如下图附图 5-25 所示，该对话框用于设置均值两两比较检验，其中提供了多种多重比较检验的方法。具体选项如下图所示。

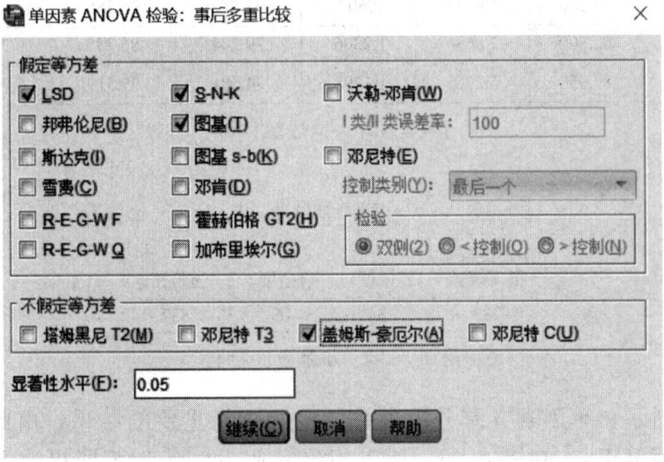

附图 5-25 “事后多重比较”对话框

选择多重比较检验方法时，还应注意以下几点：

① 当总的方差分析检验结果为无显著影响时，没必要在进行无计划的多重比较；

② 当总的方差分析结果为因素有显著影响，在众多均值两两比较选择方法时依赖读者趋向于结果是保守还是灵敏，但所选方法必须合适，例如 Duncan、Tukey 法仅适用于各组样本含量相同（均衡数据）的情况；

③ 分析时可以把较灵敏的方法（LSD）、保守的方法（Turkey 法、Scheffe 法）都试一下，如果结论一致，则结果比较可靠，否则有待于进一步研究。

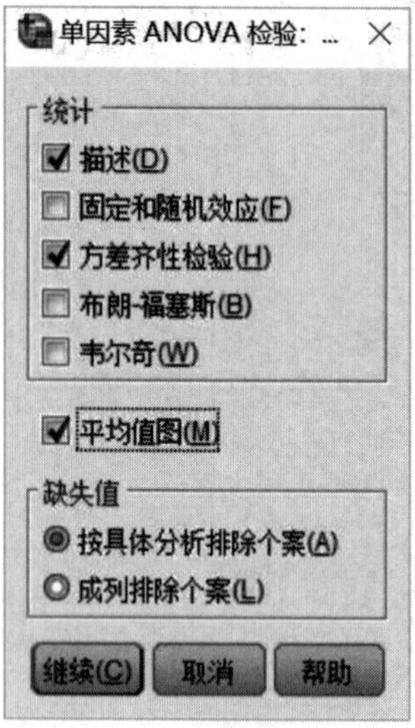

附图 5-26 “选项”对话框

在主对话框中（附图 5-26）单击“选项”，弹出如下图所示对话框，该对话框用于设定统计量、方差齐性检验、缺失值处理等。

实例输出结果如附图 5-27，描述统计量结果报告中，首先输出了因变量“中药提取率”的描述性统计量。给出了每组的样本含量、均值、标准差、标准误差、均值 95% 置信区间的下限、上限、最小值、最大值。在 4 种提取方法下各有 5 个样本，其中中药提取率平均值最高位提取方式丙为 94.200，中药提取率平均值最低为 82.800，各组的标准差在 1.9235～5.2763 之间，标准误差在 0.8602～1.2806 之间，差异性不大。

附图 5-28 方差齐性检验，方差齐性检验结果如下图，图中的莱文统计量为 0.283，对应的概率值 $P=0.837>0.05$，故认为这四种提取方式的方差没有显著差异，方差齐性成立，满足方差分析的前提条件。

描述

中药提取率

	个案数	平均值	标准差	标准误差	平均值的95%置信区间		最小值	最大值
					下限	上限		
甲	5	88.000	2.7386	1.2247	84.600	91.400	84.0	91.0
乙	5	83.200	2.5884	1.1576	79.986	86.414	80.0	87.0
丙	5	94.200	1.9235	.8602	91.812	96.588	92.0	97.0
丁	5	82.800	2.8636	1.2806	79.244	86.356	79.0	86.0
总计	20	87.050	5.2763	1.1798	84.581	89.519	79.0	97.0

附图 5-27 描述统计量

方差齐性检验

中药提取率

莱文统计	自由度1	自由度2	显著性
.283	3	16	.837

附图 5-28 方差齐性检验

如附图 5-29 所示，单因素方差分析表是方差分析组重要的结果，由此可得检验统计量 $F=21.6888$，P 值等于 $0.000<0.05$，所以拒绝零假设，认为不同提取方式下的中药提取率的方差是有显著差异的，即不同提取方式的中药提取率有显著影响。

附表 5-5 为多重比较检验结果，总体上讲不同提取方式对中药的提取率有显著影响，但各种提取方式下中药提取率均值两两之间比较是否有显著差异，可通过多重比较检验实现。

ANOVA

中药提取率

	平方和	自由度	均方	F	显著性
组间	424.550	3	141.517	21.688	.000
组内	104.400	16	6.525		
部计	528.950	19			

附图 5-29 单因素方差分析

如附表 5-5 给出了 SPSS 采用 LSD、Turkey、Sidak 等方法进行多重比较检验的结果。

附表 5-5 多重比较检验结果

因变量:中药提取率

	(*I*)提取方法	(*J*)提取方法	平均值差值(*I*−*J*)	标准误差	显著性	95%置信区间	
						下限	上限
图基 HSD	甲	乙	4.8000[①]	1.6155	0.040	0.178	9.422
		丙	−6.2000[①]	1.6155	0.007	−10.822	−1.578
		丁	5.2000[①]	1.6155	0.025	0.578	9.822
	乙	甲	−4.8000[①]	1.6155	0.040	−9.422	−0.178
		丙	−11.0000[①]	1.6155	0.000	−15.622	−6.378
		丁	0.4000	1.6155	0.994	−4.222	5.022
	丙	甲	6.2000[①]	1.6155	0.007	1.578	10.822
		乙	11.0000[①]	1.6155	0.000	6.378	15.622
		丁	11.4000[①]	1.6155	0.000	6.778	16.022
	丁	甲	−5.2000[①]	1.6155	0.025	−9.822	−0.578
		乙	−0.4000	1.6155	0.994	−5.022	4.222
		丙	−11.4000[①]	1.6155	0.000	−16.022	−6.778
LSD	甲	乙	4.8000[①]	1.6155	0.009	1.375	8.225
		丙	−6.2000[①]	1.6155	0.001	−9.625	−2.775
		丁	5.2000[①]	1.6155	0.005	1.775	8.625
	乙	甲	−4.8000[①]	1.6155	0.009	−8.225	−1.375
		丙	−11.0000[①]	1.6155	0.000	−14.425	−7.575
		丁	0.4000	1.6155	0.808	−3.025	3.825
	丙	甲	6.2000[①]	1.6155	0.001	2.775	9.625
		乙	11.0000[①]	1.6155	0.000	7.575	14.425
		丁	11.4000[①]	1.6155	0.000	7.975	14.825
	丁	甲	−5.2000[①]	1.6155	0.005	−8.625	−1.775
		乙	−0.4000	1.6155	0.808	−3.825	3.025
		丙	−11.4000[①]	1.6155	0.000	−14.825	−7.975
盖姆斯-豪厄尔	甲	乙	4.8000	1.6852	0.083	−0.601	10.201
		丙	−6.2000[①]	1.4967	0.017	−11.122	−1.278
		丁	5.2000	1.7720	0.073	−0.477	10.877

	(*I*)提取方法	(*J*)提取方法	平均值差值(*I*−*J*)	标准误差	显著性	95%置信区间	
						下限	上限
盖姆斯-豪厄尔	乙	甲	−4.8000	1.6852	0.083	−10.201	0.601
		丙	−11.0000①	1.4422	0.000	−15.708	−6.292
		丁	0.4000	1.7263	0.995	−5.141	5.941
	丙	甲	6.2000①	1.4967	0.017	1.278	11.122
		乙	11.0000①	1.4422	0.000	6.292	15.708
		丁	11.4000①	1.5427	0.001	6.293	16.507
	丁	甲	−5.2000	1.7720	0.073	−10.877	0.477
		乙	−0.4000	1.7263	0.995	−5.941	5.141
		丙	−11.4000①	1.5427	0.001	−16.507	−6.293

① 平均值差值的显著性水平为 0.05。

如附表 5-5 显示了不同提取方式下药的得率均值比较结果。表中的星号 * 表示在显著性水平 0.05 的条件下相应的两组均值存在显著性差异。表中第 4 列平均值差值（$I-J$）表示两两不同提取方式下的中药得率差值的均值；第 6 列显著性是进行 t 检验的概率 P 值由此可判断不同提取方式下中药提取率两两之间是否有显著差异。

附图 5-30 多重比较检验的齐性子集，给出的多重比较的相似性子集是多重比较结果的另一种呈现方式，图中出现在同一列中的组别均值间无显著差异，不同列中的组别均值有显著差异。

齐性子集

中药提取率

	提取方法	个案数	Alpha的子集=0.05 1	2	3
S-N-K①	丁	5	82.800		
	乙	5	83.200		
	甲	5		88.000	
	丙	5			94.200
	显著性		.808	1.000	1.000
图基HSD①	丁	5	82.800		
	乙	5	83.200		
	甲	5		88.000	
	丙	5			94.200
	显著性		.994	1.000	1.000

将显示齐性子集中各个组的平均值。

①使用调和平均值样本大小=5.000。

附图 5-30　多重比较齐性子集

如附图 5-30，S-N-K 和 Tukey 两种方法中，第一列包含提取方式乙和丁的提取率均值 83.200 和 82.800，与第三列包含提取方式丙的药的提取率均值 94.200 的子集结果是一样的，表中显著性所在行列出了各列的组内相似（自身相似）的概率 P 值。通常在相似性子集划分时多采用 S-N-K 方法的结论，故本例多重比较检验的结果是提取方式乙和丁同一类，其药的提取率均值之间没有显著差异；提取方式甲为第 2 类提取方式丙是第 3 类，不同类之间的药的得率均值有显著差异。

如附图 5-31 所示，4 种不同提取方法药的得率均值折线图。从图中明显可以看出，丙

(3) 得率均值明显高于其他提取方式得率均值，而提取方式乙 (2) 和提取方式丁 (4) 的得率均值差距（纵向）则相对较小。

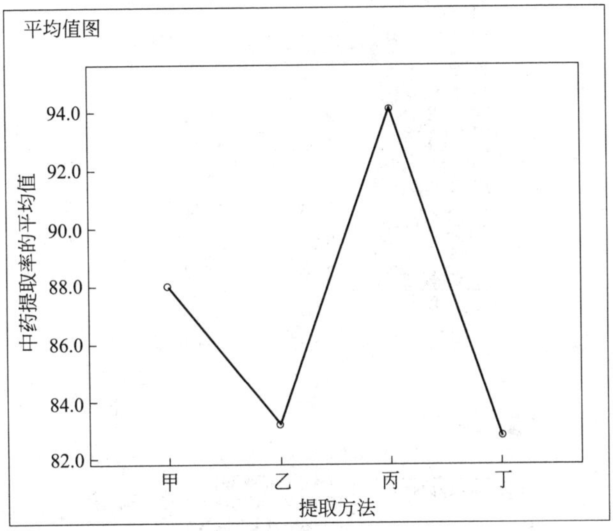

附图 5-31　均值图

（六）卡方检验

例 5-6　某教授研究失眠人数与日期的关系时发现这样规律：一周之中星期五失眠者较多，其他日子则基本相当，各天的比例近似为 1∶1∶1∶1∶2.9∶1∶1。现收集到失眠日期的样本数据，其中，星期一至星期日失眠人数分别依次为 22、18、13、24、57、21、16 试检验失眠日期的总体分布是否与该教授提出的上述规律的理论分布一致？

本例需根据星期一至星期日所观测到的失眠人数的实际数据，来验证其是否符合该教授提出的附表 5-6 的理论分布。

表 5-6　失眠日期的理论分布

时间	星期一	星期二	星期三	星期四	星期五	星期六	星期日
比例值	1	1	1	1	2.9	1	1

故应该采用进行分布拟合检验的卡方检验来解决。其零假设为，H_0：样本来自总体分布与指定的理论分布无显著差异。

【操作路径】

变量设置时，设置观测变量“星期”录入 1、2……7 代表以星期表示的失眠日期，定序变量；设置数值变量“人数”，录入对应的失眠人数，本例中作为观测变量“星期”取值的频数，为加权变量，在分析前应首先进行加权变量操作。所建 SPSS 数据集＜失眠. sav＞见附图 5-32。

由于录入的数值变量“人数”是观测变量“星期”取值的频数，因此在 SPSS 中进行卡方检验前应利用菜单栏中的“Date”→“个案加权系数”将数值型变量“人数”设定为加权变量（附图 5-33)，其值作为频数参与卡方检验。

如附图 5-34，从菜单选择“分析”→“非参数检验”→“旧对话框”→“卡方”系统会弹出“卡方”主对话框，见附图 5-35，用于设定卡方检验的变量等。

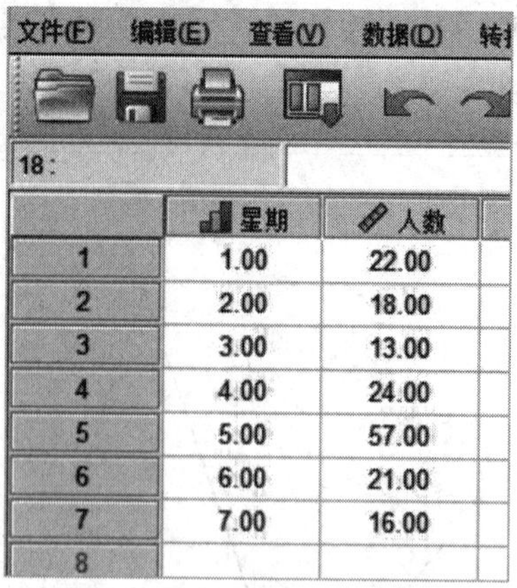

附图 5-32 ＜失眠.sav＞数据集

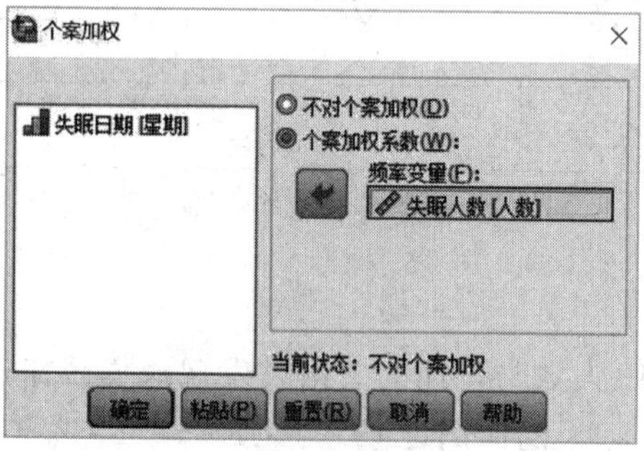

附图 5-33 个案加权

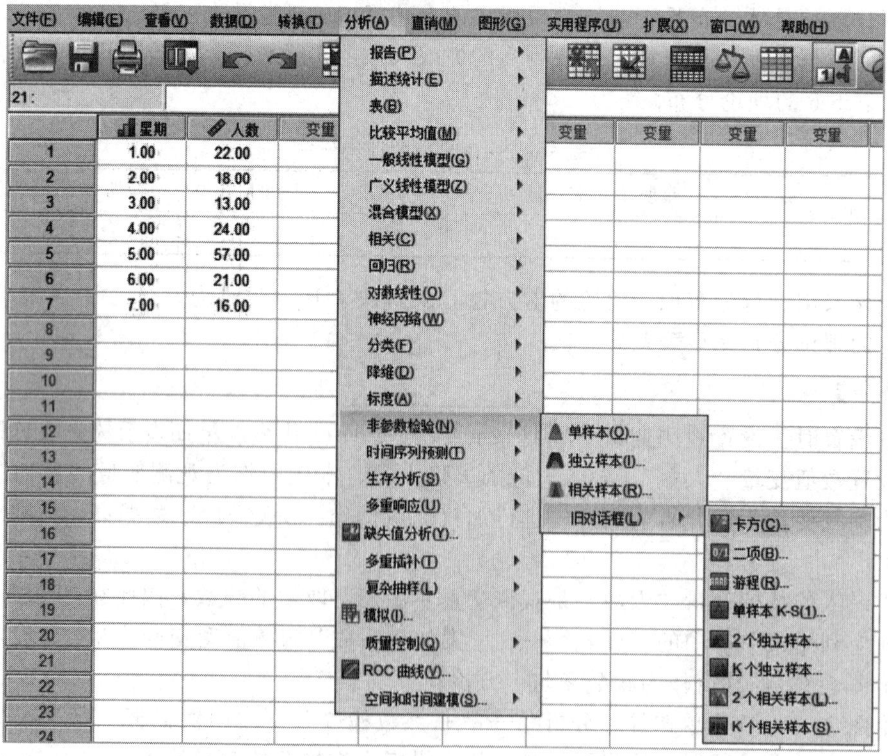

附图 5-34 过程界面

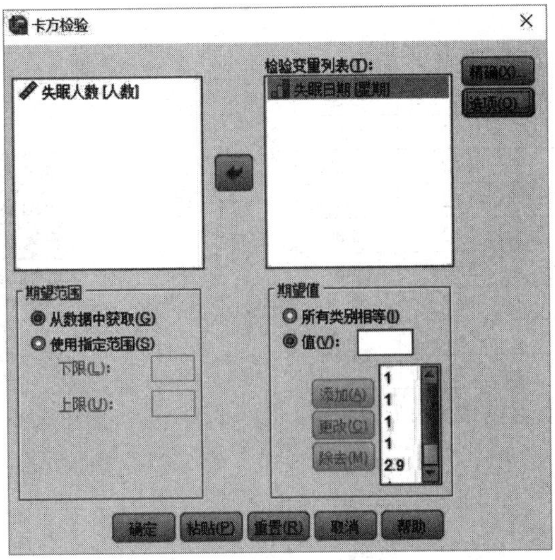

附图 5-35 “卡方”主对话框

在主对话框中单击“精确检验”弹出附图 5-36 所示的“卡方检验：精确检验”对话框该对话框用于选择计算概率 P 值的方法。

注意：与 Asymptotic 法（渐近法）相比，Exact 法（精确法）给出了更为精确的概率 P 值，但所耗时间较长。一般当近似概率值接近显著性水平时，可以考虑。

单击“选项”弹出附图 5-37 所示的“卡方检验：选项”对话框，该对话框用于指定输出统计量和选择缺失值的处理法等。

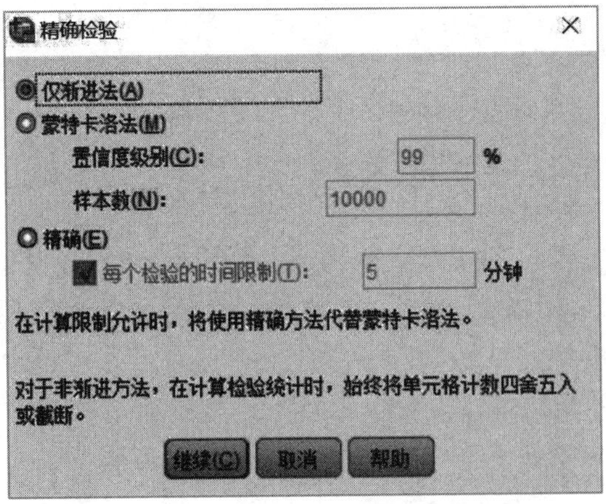

附图 5-36 “卡方检验：精确检验”对话框

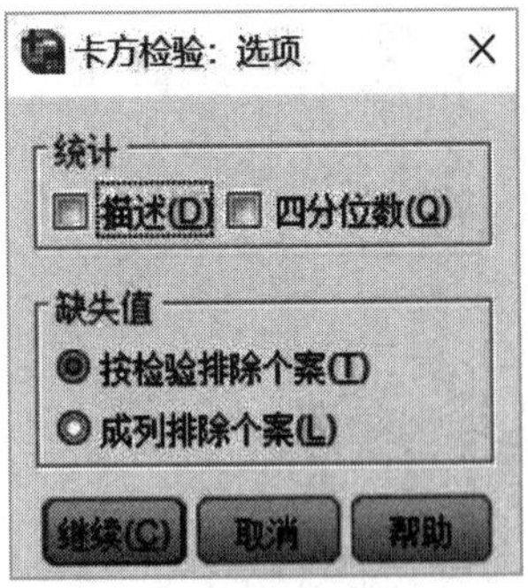

附图 5-37 “卡方检验：选项”对话框

输出结果如附图 5-38，实际观测频数与期望频数中，171 个观测数据中，星期一至星期日失眠人数（实测个案数）分别为 22、18、13、24、57、21、16 按照理论分布 171 人在一周各天失眠的期望频数应为 19.2、19.2、19.2、19.2、55.7、19.2、19.2，实际观测频数与期望频数的差（Residual）分别为 2.8、−1.2、−6.2、4.8、1.3、1.8、−3.2。

如附图 5-39 卡方检验统计量中，输出卡方检验的统计量：$\chi^2=4.416$、自由度$=6$、对应的渐进概率值 $P=0.621$。对 $a=0.05$，因为 $P=0.621>0.05$，故接受零假设 H_0 认为样本来自的总体分布与该教授提出的理论分布无显著差异，即失眠人数与日期（星期）的关系基本是1∶1∶1∶1∶2.9∶1∶1。

失眠日期

	实测个案数	期望个案数	残差
1.00	22	19.2	2.8
2.00	18	19.2	–1.2
3.00	13	19.2	–6.2
4.00	24	19.2	4.8
5.00	57	55.7	1.3
6.00	21	19.2	1.8
7.00	16	19.2	–3.2
总计	171		

附图 5-38 实际观测频数与期望频数

检验统计

	失眠日期
卡方	4.416[a]
自由度	6
渐近显著性	.621

a.0个单元格(0.0%)的期望频率低于5。期望的最低单元格频率为19.2。

附图 5-39 卡方检验统计量

参考文献

[1] 秦川. 医学实验动物学 [M]. 北京：人民卫生出版社，2010.

[2] 秦川. 我国实验动物学科发展现状、存在问题及对策的探讨 [C] //. 第十二届中国实验动物科学年会（2016·南宁）论文集.，2016：24.

[3] 杨雯，胡樱. 实验动物学基础与技术 [M]. 2 版. 上海：复旦大学出版社，2019.

[4] 张江. 实验动物学 [M]. 北京：化学工业出版社，2019.

[5] 高常青. 动物实验管理与操作实用指南 [M]. 长沙：中南大学出版社，2018.

[6] 魏泓. 医学动物实验技术 [M]. 北京：人民卫生出版社，2016.

[7] 郝宝成，杨珍，梁剑平. 实验动物模型设计与建立 [M]. 北京：中国农业科学技术出版社. 2021.

[8] 刘建文. 药理实验方法学 [M]. 北京：化学工业出版社，2008.

[9] 张均田，杜冠华. 现代药理实验方法 [M]. 北京：中国协和医科大学出版社，2012.

[10] 高华. 药学实验室用书：药理学实验方法 [M]. 北京：中国医药科技出版社，2012.

[11] 张硕峰、孙文燕. 药理实验教程 [M]. 北京：中国医药科技出版社，2012.

[12] 陆源，林国华，杨午鸣. 机能学实验教程 [M]. 2 版. 北京：科学出版社，2010.

[13] 闵清. 药理学实验教程 [M]. 2 版. 北京：科学出版社，2018.

[14] 周玖瑶，曾南. 药理学实验（第 2 版）[M]. 北京：中国医药科技出版社，2018：37-57.

[15] 刘晓东. 药理学 [M]. 北京：中国医药科技出版社，2019：96-176.

[16] 吴基良，姚继红. 药理学 [M]. 北京：科学出版社，2020：83-90.

[17] 臧林泉，韦锦斌. 药理学实验（第 2 版）[M]. 北京：科学出版社，2021：52-70.

[18] 傅延龄. 中药量效关系核心科学问题及其研究思路 [J]. 北京中医药，2016，35（06）：513-516.

[19] 吴一昊. 布洛芬不同给药途径对发热患儿降温及临床效果研究 [J]. 中国药物与临床，2019，19（19）：3355-3357.

[20] 张艳蕾，崔龙涛，王琪瑶，等. 食源性栀子方保护 CCl _（4）诱导小鼠急性和亚急性肝损伤的机制 [J/OL]. 中国实验方剂学杂志：1-8 [2022-05-20].

[21] 江颖倩，彭梦超，吴建国，等. 长片金线兰多糖对四氯化碳诱导急性肝损伤小鼠的保护作用 [J]. 中草药，2021，52（19）：5932-5938.

[22] 车兴念，王杰敏，胡雅琼，等. 急性氯化汞中毒后 mmu-miR-429-5p 靶向调控 Aqp1 致肾损伤的研究 [J]. 毒理学杂志，2021，35（03）：220-224.

[23] 杨婷，林志健，姜卓希，等. 急性肾损伤模型塑造研究进展 [J]. 中国实验动物学报，2020，28（01）：123-128.

[24] 黎敏，刘莉，胡娟，等. 实验动物比格犬的饲养管理 [J]. 当代畜禽养殖业，2021，（01）：29-30.

[25] 叶泉英，曾煦欣，翁闪凡，等. 医学实验室生物安全管理探讨 [J]. 卫生职业教育，2021，39（02）：32-33.

[26] 朱慧，于江萍，任炳忠，等. 高校动物学实验课教学安全问题探讨 [J]. 高校生物学教学研究（电子版），2020，10（05）：43-46.

[27] 杨大伟，李春雪. 实验动物的饲养与管理 [J]. 兽医导刊，2020，（03）：76，81.

[28] 宋国英，许燕，朱美霖，等. 医学院校实验动物及实验室安全培训的实践探索 [J]. 实验动物与比较医学，2021，41（05）：450-454.

[29] 梅胜尧，高庆发，张逸民，等. 实验兔的饲养管理与疾病预防 [J]. 吉林畜牧兽医，2021，42（12）：82-83，85.

[30] 李德峰，马彩凤. 洁净动物实验室建设与管理分析 [J]. 畜牧兽医科学（电子版），2021（17）：5-7，11.